Carole Maggio
Natürliches Facelifting

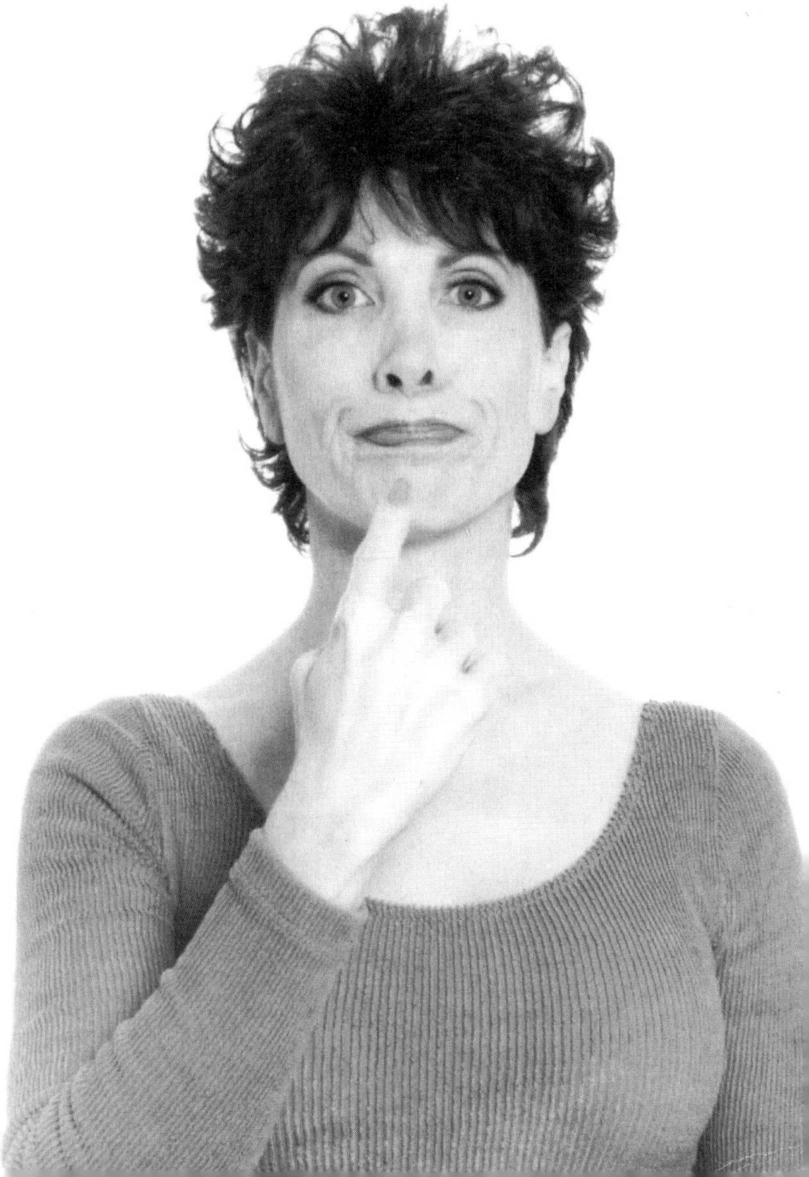

Carole Maggio
mit Kyle Roderick

Natürliches FACELIFTING

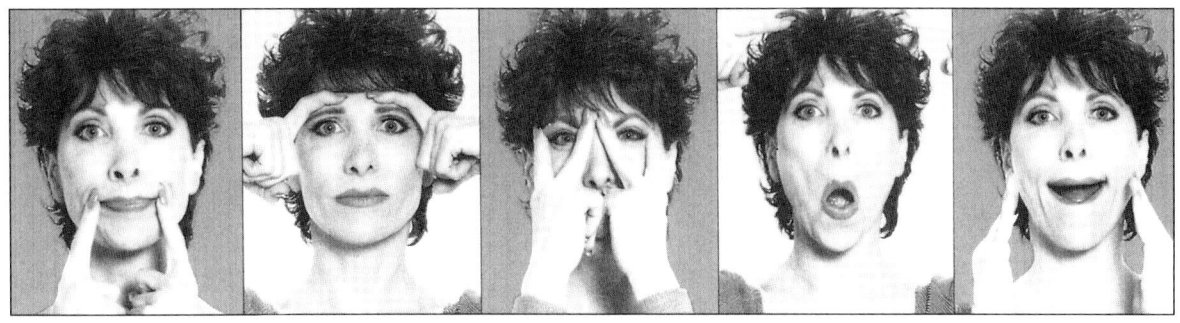

Jung und schön mit gezielter Gesichtsgymnastik

WELTBILD VERLAG

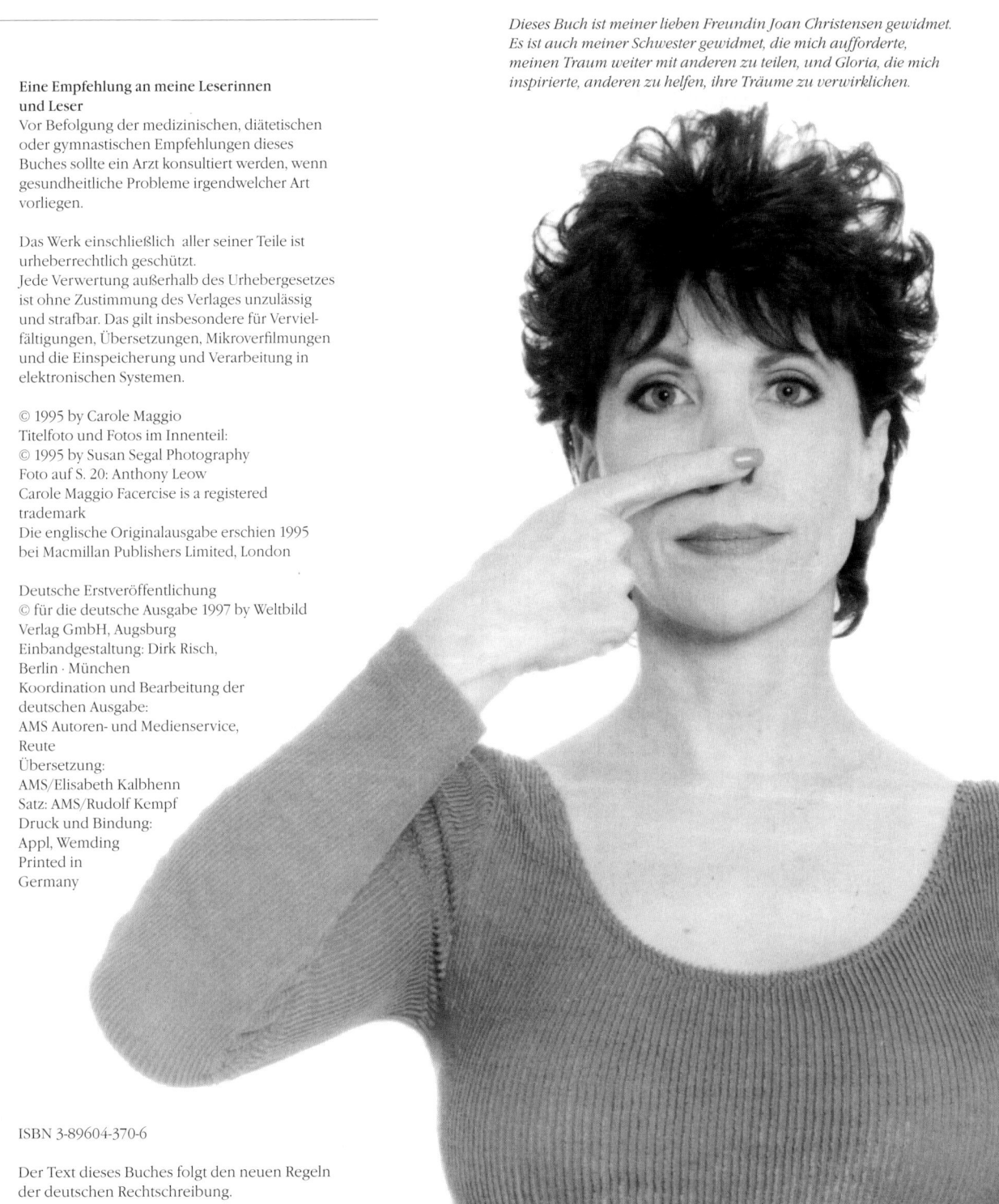

Dieses Buch ist meiner lieben Freundin Joan Christensen gewidmet. Es ist auch meiner Schwester gewidmet, die mich aufforderte, meinen Traum weiter mit anderen zu teilen, und Gloria, die mich inspirierte, anderen zu helfen, ihre Träume zu verwirklichen.

Eine Empfehlung an meine Leserinnen und Leser
Vor Befolgung der medizinischen, diätetischen oder gymnastischen Empfehlungen dieses Buches sollte ein Arzt konsultiert werden, wenn gesundheitliche Probleme irgendwelcher Art vorliegen.

Das Werk einschließlich aller seiner Teile ist urheberrechtlich geschützt.
Jede Verwertung außerhalb des Urhebergesetzes ist ohne Zustimmung des Verlages unzulässig und strafbar. Das gilt insbesondere für Vervielfältigungen, Übersetzungen, Mikroverfilmungen und die Einspeicherung und Verarbeitung in elektronischen Systemen.

© 1995 by Carole Maggio
Titelfoto und Fotos im Innenteil:
© 1995 by Susan Segal Photography
Foto auf S. 20: Anthony Leow
Carole Maggio Facercise is a registered trademark
Die englische Originalausgabe erschien 1995 bei Macmillan Publishers Limited, London

Deutsche Erstveröffentlichung
© für die deutsche Ausgabe 1997 by Weltbild Verlag GmbH, Augsburg
Einbandgestaltung: Dirk Risch, Berlin · München
Koordination und Bearbeitung der deutschen Ausgabe:
AMS Autoren- und Medienservice, Reute
Übersetzung:
AMS/Elisabeth Kalbhenn
Satz: AMS/Rudolf Kempf
Druck und Bindung:
Appl, Wemding
Printed in
Germany

ISBN 3-89604-370-6

Der Text dieses Buches folgt den neuen Regeln der deutschen Rechtschreibung.

INHALT

EINFÜHRUNG 6

1. *Helfen Sie* **IHREM GESICHT!** 9

2. *Was ist* **NATÜRLICHES FACELIFTING?** 17

3. **GESICHTSBEWUSSTSEIN** entwickeln
Besonderheiten des Gesichts erkennen und analysieren 25

4. *Die* **GESICHTSMUSKELN:**
Wo sie liegen, wie sie heißen und wie sie arbeiten 35

5. *Die* **ÜBUNGEN** 43

6. **RICHTIGE SCHÖNHEITSPFLEGE** 79

DANKESBRIEFE 90

ÜBUNGSKALENDER 94

EINFÜHRUNG

Alle attraktiven Frauen haben dasselbe Geheimnis: Sie sind schön, weil sie das Beste aus ihrem Typ machen. Im Alltag unterliegt zwar vieles nicht unserer Kontrolle, aber über unser Aussehen können wir *sehr wohl* mitbestimmen, wenn wir bereit sind, etwas dafür zu tun.

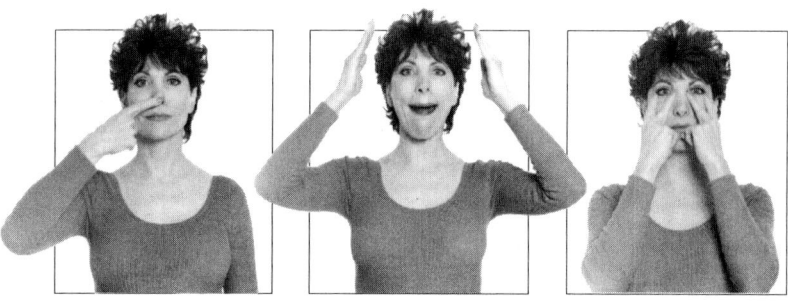

Dieses Buch zeigt Ihnen einen Weg zur Verbesserung Ihrer persönlichen Erscheinung.

Mit großem Erfolg unterrichte ich »Natürliches Facelifting« seit mehr als zehn Jahren für Hunderte von Interessenten und Interessentinnen überall in den USA, England, Frankreich, Brunei, Hongkong, Singapur, Jordanien und Japan. Mit meiner Gesichtsgymnastik lernen Sie die Technik, ein jüngeres, gesünderes und strahlenderes Gesicht wiederzuerlangen und zu behalten.

Meine Art Facelifting ist eine natürliche Technik, die Gesichtszüge neu zu modellieren. Bei der Zusammenstellung der einzelnen Übungen ließ ich mich von Gesichtschirurgen und anderen Ärzten beraten. Wenn Sie das vorliegende Trainingsprogramm konsequent befolgen, werden Sie Ihre Gesichtsmuskulatur kräftigen und neu aufbauen. Ihr Gesicht wirkt dann jünger und sieht besser aus. Sie können Ihr Gesicht allein durch Muskeltraining um zehn Jahre verjüngen.

Genau wie ein Bodybuilder durch Training der einzelnen Muskeln seinen Körper aufbaut, können Sie durch gezielte, wiederholte Übung Wangen, Lippen, Ihre Augenpartie oder andere Teile des Gesichts hervorheben. Manchmal kann man schon in wenigen Stunden außergewöhnliche Ergebnisse erzielen.

Wenn Sie Ihre Gesichtsmuskeln kräftigen, straffen Sie gleichzeitig das Bindegewebe unter der Haut. Durch natürliches Facelifting wird die Blutzirkulation angeregt und ein fahler oder blasser Teint wird zu einem strahlenden »Pfirsichteint«. Das Gesamtergebnis ist eine straffe, geschmeidige Haut.

Um den Erfolg meiner Gesichtsgymnastik besser verstehen zu können, müssen wir zuerst den Alterungsprozess des Gesichts näher betrachten. Wir besitzen 57 Gesichtsmuskeln, von denen die meisten wenig benutzt werden. Mit dem Alter leiern die Muskeln wegen mangelnder

Betätigung und unter dem Einfluss der Schwerkraft aus: Die Haut wird zwangsläufig schlaff. Im Laufe der Jahre bauen sich Knochen, Muskeln und Fettgewebe unter der Gesichtshaut wie überall im Körper ab, und die Haut verliert an Spannkraft. Spätestens jetzt wird den meisten von uns klar, dass Sonnenbäder und Luftverschmutzung Falten verursachen. Aber auch Angewohnheiten wie das Hochziehen der Augenbrauen oder das nervöse Zusammenkneifen der Augen können tiefe Linien in unsere Haut eingraben.

DIE GRÖSSTMÖGLICHE KONTROLLE

Kosmetische Chirurgie kann zwar die Gesichtshaut straffen oder liften, die Gründe für die Falten und das Erschlaffen des Gewebes bleiben aber und werden letztlich wieder die Oberhand gewinnen. So erscheinen dieselben Falten oder Hängewangen in unterschiedlichem Ausmaß nach der Operation mit der Zeit wieder.

Gesichtschirurgie behandelt die Symptome alternder Haut, meine Art der Gesichtsgymnastik dagegen einige der Ursachen, nämlich eine geschwächte Gesichtsmuskulatur und eine schwache Durchblutung. Ein operatives Facelifting kann zwar deutlich sichtbare Ergebnisse hervorbringen, aber es ist teuer, schmerzhaft und von kurzem Erfolg. Meist kommt es nach einigen Jahren zu einer Nachfolgeoperation, und mit jeder Operation wirkt die Gesichtshaut noch straffer. Das Gesicht kann hart und maskenhaft aussehen – alles andere als jugendlich. Viele können dann aus Angst vor dem Alter oder aus Festgefahrenheit aus diesem Kreislauf nicht mehr aussteigen und lassen sich weiter operieren.

Viel angenehmer und preiswerter ist der natürliche, lang anhaltende Erfolg, der mit meiner Gesichtsgymnastik erzielt werden kann. Sie brauchen Ihr Schicksal nicht in die Hände eines Schönheitschirurgen zu legen, sondern Ihr Gesicht wird geliftet, ohne dass Sie Narben bekommen (oder mit Augenbrauen mitten auf der Stirn leben müssen, wie ich es bei Opfern der plastischen Chirurgie gesehen habe).

Natürliches Facelifting ist keine einmalige Übung, sondern ein Trainingsprogramm mit fortlaufendem Erfolg. Sie müssen nur geduldig sein und die Anleitungen genau lesen und befolgen. Wenn Sie Ihre Übungen beherrschen, können Sie sie überall und jederzeit ausführen, im Auto, am Telefon, bei der Hausarbeit oder am Computer. Üben Sie genau und sorgfältig, und Sie werden Ihr Aussehen nach und nach verbessern, von Woche zu Woche, von Monat zu Monat, und mit den Jahren liegt es an Ihnen, wie jung Sie bleiben!

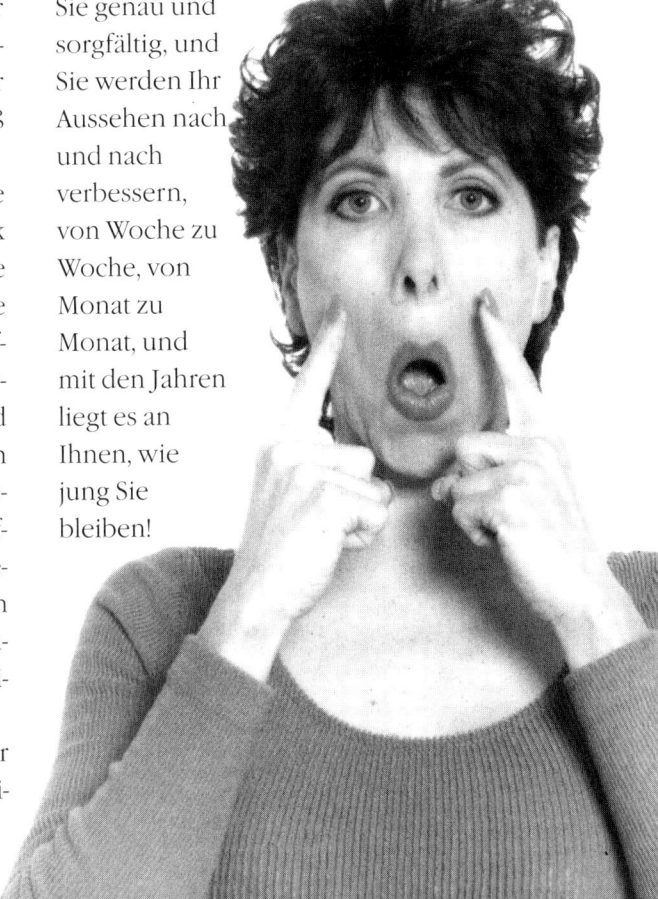

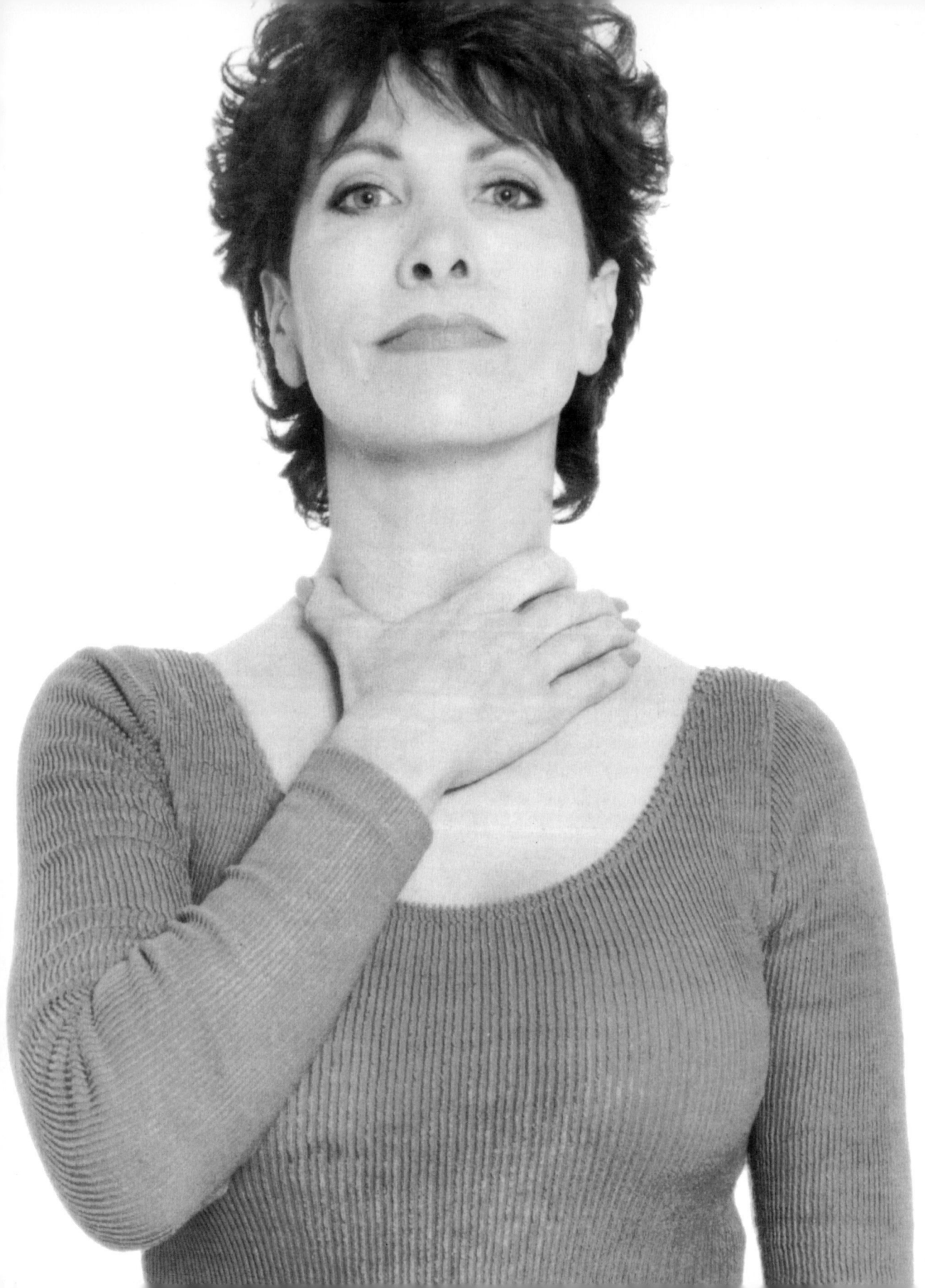

1

Helfen Sie
IHREM GESICHT!

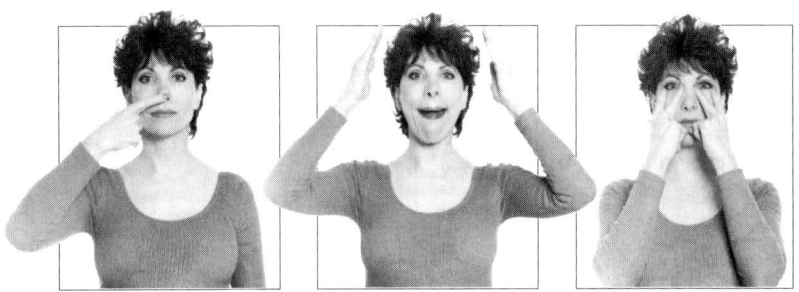

Meine Faszination gegenüber äußerer Schönheit begann – wie sollte es auch anders sein – in einem Lift. Ich war damals vierzehn Jahre alt und stand neben meiner Mutter, als eine Frau einstieg, die ein seltsam aussehendes, unnatürlich straffes Gesicht hatte. Ich musste sie unaufhörlich anstarren. Als wir den Lift verließen, fragte ich meine Mutter:

»Was in aller Welt war mit dem Gesicht dieser Frau los?« »Ihr Gesicht ist geliftet worden, Carole«, sagte sie. »Man nennt es plastische Chirurgie.«

So wie diese Frau im Lift wollte ich niemals in meinem Leben aussehen. Ich spürte instinktiv, dass das Facelifting das Gegenteil von Schönheit bewirkt hatte. Zu einem glücklichen und erfüllten Leben gehört ein möglichst gutes Aussehen, aber dahin gibt es viele Wege. Schon immer habe ich mich sehr um mein Aussehen gekümmert und auch darum, wie andere Frauen aussehen. Ich finde es wunderbar, wenn eine Frau das Beste aus sich macht.

Mein Interesse für Schönheit wurde zu einem aktiven Hobby. Gierig las und studierte ich alles über dieses Thema, von Kosmetikzeitschriften bis hin zu medizinischen Büchern, und ich

NATÜRLICHES FACELIFTING

legte Ordner an. Diese Studien zur Kunst der Hautpflege mit einem besonderen Interesse für Kosmetika und Anwendungen gegen den Alterungsprozess führten letztendlich zu meinem heutigen Beruf.

In sechs Jahren qualifizierte ich mich als Kosmetikerin und eröffnete ein Kosmetikinstitut in Monterey in Kalifornien. Mein Kosmetikinstitut war sehr erfolgreich und ich machte dort die wichtige Erfahrung, mit ganz verschiedenen Frauen zu arbeiten. Ich konnte in den Gesichtern der Frauen ihre Gewohnheiten, ihre emotionale Vergangenheit und ihre Einstellung ablesen. Und ich lernte, wie man die besondere Schönheit jeder Frau vervollkommnen kann.

MEINE IDEE

Während der sieben Jahre in meinem Kosmetikinstitut vergrößerte ich mein Wissen über die neuesten und wirkungsvollsten Verfahren im Bereich der Schönheitspflege. Ich flog rund um die Welt, um Unterricht bei den führenden Kapazitäten auf diesem Gebiet zu nehmen. Ich lernte bei Kosmetikexperten und Ärzten in Beverly Hills und erweiterte mein Fachwissen. Bei Dr. Gerald Snyder lernte ich die wunderbare Technik der Gesichtsmassage kennen. Damit wird die Haut gestrafft und belebt und die Blutzirkulation so sehr angeregt, dass meine Klientinnen danach aussahen, als wären sie gerade geliftet worden. Leider hält dieses Ergebnis der Gesichtsmassage nur eine Woche. Immerhin fühlten sich meine Klientinnen wunderbar und sahen während dieser Behandlung von Woche zu Woche besser aus.

Ich arbeitete mit einer Vielzahl von Kosmetika in meinem Institut. Einmal nahm ich Produkte von neun verschiedenen Herstellern, weil ich keines finden konnte, das all die Wirkungen beinhaltete, die ich suchte.

Inzwischen war ich 36 Jahre alt. Die feinen Linien in meinem Gesicht wurden nach und nach deutlicher und waren immer schwieriger auszufüllen. Ich gab zwar anderen in meinem Institut Lymphdrainagen oder Gesichtsmassage gegen Altersfalten, doch bei mir selbst konnte ich nicht damit arbeiten. Und keine meiner Angestellten beherrschte diese speziellen Techniken. Stellen Sie sich vor, wie frustriert ich war: Ich konnte an meinen Kundinnen wahre Wunder vollbringen, für meine eigene Schönheit aber nichts tun.

Etwa zu dieser Zeit bemerkte mein Mann, der sechzehn Jahre älter ist als ich, beiläufig, dass ich genauso alt aussehe wie ich sei. Ich war erschüttert, aber ich wusste, dass er Recht hatte. Das Gute an seiner Bemerkung war, dass ich über meine Situation genau nachdenken musste, und schließlich kam meine Eingebung! Mir wurde klar, dass ich das Gewebe unter meinem Gesicht irgendwie aufpolstern müsste, und schon wären die Falten weg. Dann würde mein Gesicht glatter und straffer aussehen.

Ich begann, die Anatomie des Gesichts und die Funktionsweise der einzelnen Muskeln zu studieren. Ich las Lehrbücher über Trainingstheorie und übte, bis ich wusste, wie man die wichtigsten Gesichtsmuskeln einzeln trainieren kann. Nach und nach entwickelte ich eine Gymnastik, die mein Gesicht wieder so konturierte, wie ich es haben wollte.

Ich übte im Geheimen, pausenlos. Nach etwa sechs Wochen Gesichtsgymnastik sprach mich eine meiner Stammkundinnen darauf an: »Was machen Sie mit Ihrem Gesicht? Sie sehen jünger aus.« Ich vertraute ihr an, dass ich eine Gesichtsgymna-

HELFEN SIE IHREM GESICHT!

stik entwickelte und ausprobierte. Sie war von dem sichtbaren Erfolg so beeindruckt, dass sie mich bat, sie ihr zu zeigen.

Ich erklärte ihr, dass ich nicht wüsste, ob ich die Übungen unterrichten könnte, da ich sie ja ganz speziell für mich entwickelt und ausprobiert hatte, aber ich würde gerne einen Versuch mit ihr wagen.

Hätte ich doch nur vor unserer gemeinsamen Gymnastik ein Foto von dieser Frau gemacht! Ich hatte keine Ahnung, wie schnell ich ihr beibringen konnte, ihre Gesichtsmuskeln zu trainieren. Ich dachte mir ein 20-minütiges tägliches Programm für sie aus, und in nur fünf Tagen hatte sich ihr Aussehen zu unserer beiderseitigen Freude auffallend verbessert.

MEINE KLIENTINNEN

Sechs Tage nach Beginn unserer Zusammenarbeit bat sie mich, ein Polaroidfoto von ihr zu machen, und am Tag darauf brachte sie ein Foto mit, das drei Jahre alt war. Wir legten die Fotos nebeneinander: Der Unterschied war eklatant. Ihr Gesicht sah wirklich jünger, straffer und geschmeidiger aus, und ihre Augen zeigten zudem einen neuen Glanz. Wegen der durch die Gymnastik verbesserten Blutzirkulation und Sauerstoffzufuhr in den Muskeln der Augenpartie hatte sie strahlende Augen. Diese Frau war die erste von vielen, die mir später Dankesbriefe schickten. (Einige der Briefe sind am Ende dieses Buches im Anschluss an Kapitel 6 abgedruckt.)

Von der Dankbarkeit meiner ersten Klientin im Natürlichen Facelifting war ich sehr berührt. Ich machte ihr aber deutlich, dass ich ihr zwar den Schlüssel zum Erfolg gegeben, sie selbst jedoch die Arbeit geleistet hatte. »Danken Sie sich selbst!« sagte ich zu ihr. Und das meinte ich auch so. Diese Frau verschrieb sich ihrem Gesicht und arbeitete daran, bis sie fantastisch aussah. Sie konnte stolz auf sich sein. Aus dieser Erfahrung folgerte ich, dass Leute, die jede Woche Stunden damit verbringen, ihren Körper zu trainieren, auch bereit sein sollten, jeden Tag ein paar Minuten ihrem Gesicht zu widmen.

Ich hatte recht, und die Mundpropaganda machte meine Gymnastik schnell bekannt. Ähnlich fantastische Erfolge bei Menschen jeden Alters verschafften mir ein umfangreiches Fachwissen über die unterschiedlichen Alterungsprozesse von Gesichtern und ihre Verjüngung durch die entsprechende Muskelarbeit.

Bei meiner Arbeit mit verschiedenen Frauen und einigen Männern lernte ich, wie sich Augenbrauen anheben, Nasen verkürzen, Lippen vergrößern, Wangen aufpolstern, Kinnlinien und Doppelkinne glätten lassen. Auch sah ich, wie sich mit den Jahren das Fettgewebe im Gesicht abbaut. Unsere Knochen verlieren an Substanz, und unser Gesicht sieht zunehmend eingefallen und spröde aus. Ich merkte sogar, was ich später in der medizinischen Literatur bestätigt fand, dass unsere Nase im Laufe unseres Lebens länger wird. Sie hört nie auf zu wachsen! Ich stellte mir vor, wie jedes Gesicht unabhängig von Alter, Festigkeit und Form durch ein maßgeschneidertes Übungsprogramm jünger werden könnte, und so entstand das Natürliche Facelifting! Es brachte auch noch einen zusätzlichen Schönheitsbonus mit sich: Die Gymnastik baut Stress ab, und zudem werden Stirnrunzeln, Kummerfalten und ein verkniffener Mund bekämpft.

Meine Beschäftigung mit dem Natürlichen Facelifting nahm zu, und ich fuhr fort, Nutzen und

NATÜRLICHES FACELIFTING

Schaden der Schönheitschirurgie zu erforschen. Bei manchen Menschen kann eine erfolgreiche Operation das Aussehen verjüngen und somit das Selbstwertgefühl verbessern. Aber plastische Chirurgie ist nicht für jeden die passende Lösung.

Bei einem Facelifting werden Haut und Muskeln hinter die Ohren gezogen; die Gesichtszüge können dadurch noch älter oder härter wirken. Ich spreche von dem gleichen künstlichen Aussehen, das ich an der Frau im Lift sah, als ich vierzehn war.

Sicherlich gibt es Meister auf dem Gebiet der Schönheitschirurgie. Ein guter Spezialist ist schwer zu finden, und die Chancen dazu werden größer, je länger man sucht. Am besten sammelt man zuerst Empfehlungen von zufriedenen Patienten, dann befragt man die Ärzte und läßt sich Fotos von ihrer Arbeit zeigen. Erst dann sollte man sich entscheiden.

Die fortschrittlichsten Ärzte wissen, dass zu einer Schönheitsoperation noch wichtige Dinge gehören, wie eine individuell angepasste Hautpflege und Gesichtsübungen. So werden viele Patientinnen zu mir geschickt, weil die Ärzte wissen, dass meine Gesichtsgymnastik die vom Facelifting oder anderen chirurgischen Maßnahmen geschwächten Muskeln wieder aufbauen hilft. Durch sorgfältige Übung werden die Muskeln gestärkt, und das vorteilhafte Aussehen nach der Operation bleibt erhalten.

Etwa 60 Prozent meiner Klientinnen hatten eine Schönheitsoperation hinter sich, ein Lifting der Augen, eine künstliche Nase oder ein komplettes Facelifting. Nicht alle Operationen waren erfolgreich. Ich kann ihre Enttäuschung gut nachfühlen, da ich infolge einer schlechten Operation selbst eine Kerbe auf der linken Seite der Nase hatte. Mit

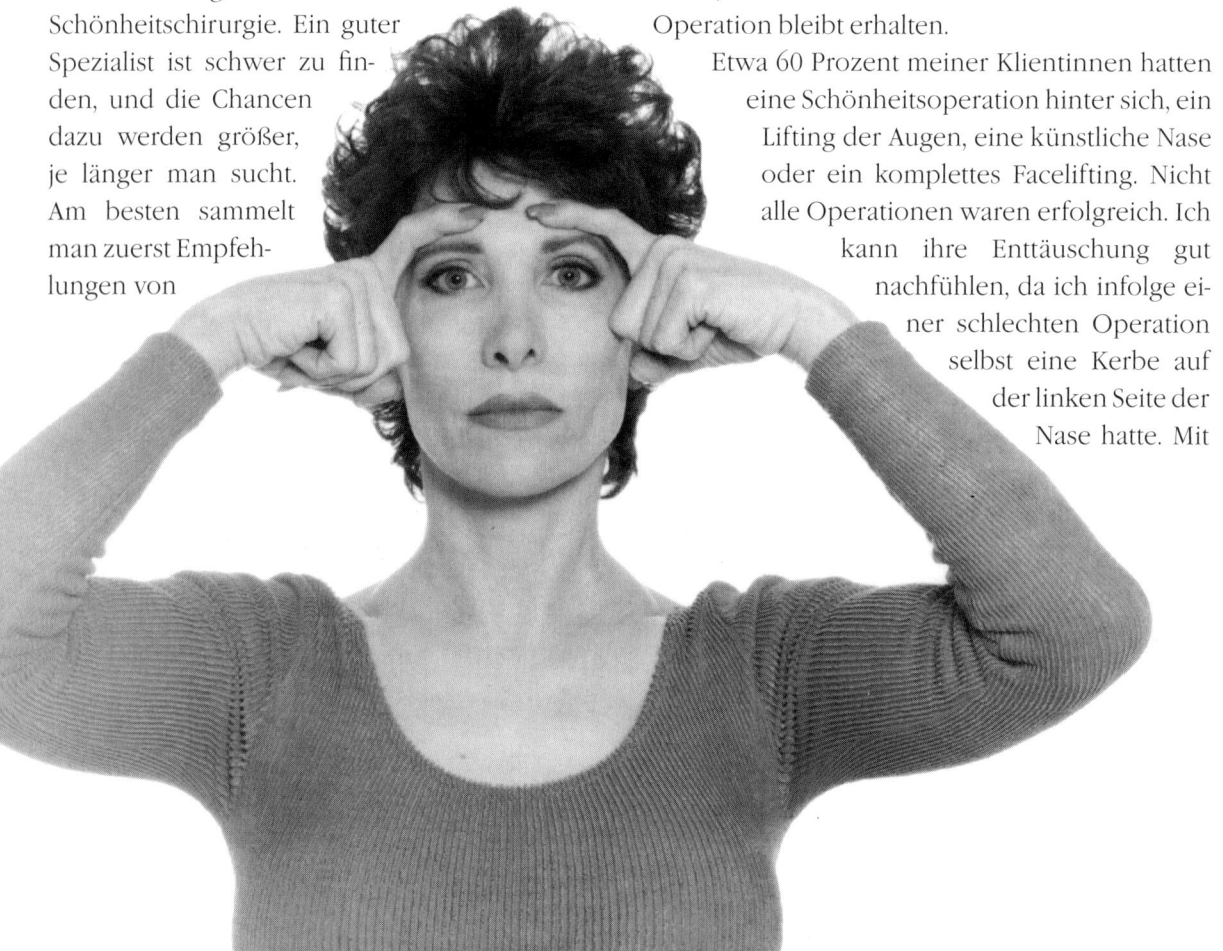

Gesichtsgymnastik jedoch konnte ich meine Nasenspitze verkürzen (die nach der OP zu lang war), und die Kerbe verschwand völlig.

Viele meiner Kundinnen wollen in fünf bis sieben Jahren nach ihrer Schönheitsoperation keinesfalls einen Nachfolgeeingriff.

Im ersten Jahr nach der Operation zeige ich ihnen, wie sie ihre Gesichtsmuskeln trainieren und aufbauen können, so dass man weitere Eingriffe vermeiden kann. Meine Gesichtsgymnastik hilft ihnen erfolgreich und verleiht ihnen mehr Kontrolle über ihr Schicksal.

Obgleich ich nicht gegen kosmetische Operationen bin, möchte ich doch bemerken, dass sie immer Risiken mit sich bringen. Selbst den besten Spezialisten kann es passieren, dass sie das versprochene Resultat nicht erzielen. Es hängt vom Gesundheitszustand, Alter und der Spannkraft der Haut ab, wie das Gesicht auf die Operation reagiert. Viele Punkte müssen berücksichtigt werden, wohingegen Gesichtsgymnastik risikolos ist und der Erfolg vorausgesagt werden kann. Man lernt, seine Gesichtsmuskeln anzuspannen, und pumpt dabei Blut in jede Gesichtszelle.

MEINE ERFOLGE

Mein Facelifting als natürliche Alternative zu chirurgischen Eingriffen ist eine sanfte und immer wieder anwendbare Methode, über unser genetisches Schicksal mitzubestimmen. (Manche Frauen kommen zu mir, wenn ihr Mund anfängt, dem ihrer Mutter zu ähneln!) Natürliches Facelifting hilft, den Gesichtsausdruck zu verjüngen und zu entspannen. Eine Klientin sagte mir nach einer einzigen Sitzung: »So jemanden wie Sie habe ich seit zehn Jahren gesucht! Jetzt ist ein Facelifting als Ausweg nicht mehr nötig!«

Das Alter meiner Kundinnen reicht von 20 bis 87. Meine 87-jährige ist eine energiegeladene Frau und begeisterte Steptänzerin; seit sie meine Facliftingübungen macht, sieht sie so jung aus, wie sie sich fühlt. Viele meiner jüngeren Klientinnen sind Opfer mißlungener Gesichtsoperationen, während die älteren einen deutlichen Anstieg ihres jugendlichen Selbstwertgefühls verzeichnen, wenn sie ihr Gesicht mit meiner Gesichtsgymnastik liften. Die Erfahrung hat mich gelehrt, dass man nie zu alt (oder zu jung) ist, damit zu beginnen.

Ich arbeite auch mit Menschen, die Lähmungserscheinungen haben oder deren Gesicht infolge von Autounfällen entstellt ist. Einmal übte ich mit einem Mann über 50, der seit Jahrzehnten an Bellscher Lähmung litt; eine Seite seines Gesichts war gelähmt und sein Auge halb geschlossen. Trotz seiner Behinderung stürzte er sich von der ersten Sitzung an auf die Übungen und spürte schon am zweiten Nachmittag, dass wieder Leben in seine zuvor gelähmten Gesichtsmuskeln kam.

Immer wenn ich Aussagen von Schönheitschirurgen oder Dermatologen zum Thema Gesichtsgymnastik lese oder höre, bin ich empört: Die, die nichts darüber wissen, betonen, dass es noch keine wissenschaftlichen Beweise gebe, ob das Gesicht damit neu aufgebaut werden könne. Einige der führenden medizinischen Kapazitäten jedoch haben sich öffentlich zum Nutzen von Gesichtsgymnastik bekannt.

HÖHEPUNKTE MEINER KARRIERE

Laut Dr. Wilma Bergfield, Präsidentin der Amerikanischen Dermatologischen Akademie, kann »das Training der Gesichtsmuskeln in vernünfti-

NATÜRLICHES FACELIFTING

gem Ausmaß mit Sicherheit das Aussehen der Haut verbessern, ohne irgendwie schädlich zu sein.« Viele Ärzte sehen auch den therapeutischen Effekt von Gesichtsgymnastik.

Dr. Lawrence Birnbaum, ein Schönheitschirurg aus Beverly Hills, meint: »Die von Frau Maggio gezeigten Übungen sind äußerst wertvoll für Patienten vor und nach Schönheitsoperationen. Durch den Aufbau der 57 Gesichtsmuskeln können sie für jeden eine Hilfe sein, der seine erschlaffte Gesichtshaut straffen will.«

Nachdem ich meine Gesichtsgymnastik mehrere Jahre lang in den USA unterrichtet hatte, fand ich auch weltweit Anerkennung. Meine Kundschaft bestand aus internationalen Berühmtheiten und Führungskräften, und ich wurde auch von Filmstars zu Dreharbeiten gerufen, wenn Großaufnahmen auf dem Programm standen. Weitere Höhepunkte meiner Karriere waren Seminare für Kosmetikfachleute an der Universität London und Kongresse der Gesellschaft Les Nouvelles Esthéthiques in Frankreich und England. 1994 hielt ich eine Rede anlässlich der Konferenz für Schönheit und Gesundheit in Hongkong, einige Monate später luden mich die britische Frauenzeitung *Harpers & Queen* und das italienische Modehaus Emporio Armani als Rednerin einer glanzvollen, von ihnen gesponserten Wohltätigkeitsveranstaltung ein.

WAS MEINE GESICHTSGYMNASTIK FÜR SIE BEWIRKEN KANN

Ich unterrichte meine Gesichtsgymnastik nun schon seit mehr als zehn Jahren. Laufend werden die Übungen verbessert, erweitert oder auf den neuesten Stand gebracht. Zu Beginn arbeitete ich nur mit Frauen, jetzt sind ein Viertel meiner Kun-

den Männer. Zu ihnen gehören Hollywood-Filmstars, Direktoren, britische Rockstars und königliche Hoheiten aus dem Nahen Osten.

Natürliches Facelifting zielt darauf ab, die Schönheit Ihres Gesichtsausdrucks zu erhalten oder zu verbessern, aber ich möchte betonen, dass es nicht nötig ist, das ganze 20-Minuten-Programm in einer Sitzung zu absolvieren. Die Übungen können leicht in den Tagesablauf eingebaut werden. Zum Beispiel können Sie Ihre Augenübungen während eines Telefonats machen oder wenn Sie vor der Schule warten, um Ihre Kinder abzuholen. Machen Sie Ihre Nasenübungen beim Lesen während der Mittagspause. Ich habe alle Übungen sogar so konzipiert, dass Sie selbst während des Autofahrens trainieren können. Mein Facelifting ist das benutzerfreundlichste Schönheits- und Gesundheitsprogramm, das je erfunden wurde. Betrachten Sie dieses Buch als persönlichen Trainer für Ihr Gesicht, und Ihr Spiegel wird über Ihre Fortschritte berichten.

Von neuen Klienten mache ich Fotos zu Beginn ihres Trainings und einige Tage später. Über die Jahre habe ich Hunderte dieser Fotos gesammelt. Die Kamera lügt nicht. Man kann auf den Fotos schon nach wenigen Tagen Veränderungen feststellen, wenn man 20 Minuten täglich übt. Bei regelmäßigem 20-minütigem Training an mindestens fünf Tagen der Woche sieht man Erfolge, die alles übertreffen, was man sich ohne eine Operation hätte vorstellen können. Die Bilder sind der Beweis (siehe Kapitel 3).

Ich möchte, dass meine Klienten verstehen, dass Natürliches Facelifting ihnen auf eine Art helfen kann, wie es die plastische Chirurgie nicht vermag. Deshalb spreche ich mit ihnen über den Alterungsprozess des Gesichts. Meine Gesichts-

HELFEN SIE IHREM GESICHT!

gymnastik wirkt dort, wo die Schwerkraft an Ihrem Gesicht zieht. Sie strafft die Haut, kann jedoch Kollagen nicht ersetzen, das die Gewebefasern bildet, die der Haut ihre Elastizität verleihen. Leider kann mit zunehmendem Alter nichts den Abbau von Kollagen verhindern.

So verändert sich das Gesicht mit dem Alter:

- Der Teint wird blass oder gelblich
- Die Nase wird länger und/oder breiter
- Die Lippen werden schmaler
- Augenbrauen und -lider senken sich ab
- Tränensäcke werden größer
- Die Wangen sinken ein, Kinnbäckchen entstehen
- Die Mundwinkel zeigen nach unten
- Das Kinn senkt sich ab; ein Doppelkinn kann entstehen
- Am Hals wird die Haut schlaff und wellt sich

Wenn jedoch die in diesem Band vorgestellten Übungen regelmäßig ausgeführt werden, zeigen sich bald folgende Ergebnisse:

- Ein geschmeidigerer, rosiger Teint
- Angehobene Augenbrauen
- Weitere Augenhöhlen, die die Augen größer wirken lassen
- Kleinere Tränensäcke
- Eine kürzere oder schmalere Nase
- Vollere Lippen
- Feste Wangenkonturen, weniger hängende Kinnbäckchen
- Aufgerichtete, jünger wirkende Mundwinkel
- Straffere und glattere Haut an Kinn und Hals

Zudem verbessert sich die Hautfarbe durch die erhöhte Sauerstoffzufuhr und die verbesserte Blutzirkulation. Fahle Haut oder ein ganz blasser Teint sehen schließlich rosig und frisch aus.

Natürliches Facelifting hat ganz erheblich zu meiner beruflichen und privaten Erfüllung beigetragen, und ich freue mich, Ihnen in diesem Buch meine Übungen vorstellen zu können. Wenn Sie dieses Buch sorgfältig lesen und die Anleitungen ganz genau befolgen, werden Sie bald die Veränderungen in Ihrem Gesicht feststellen und sich vitaler fühlen. Meine Gesichtsgymnastik ist für Körper und Seele ein Gewinn. Denken Sie daran: Schönheit fängt im Kopf an! Das ist die eigentliche Power!

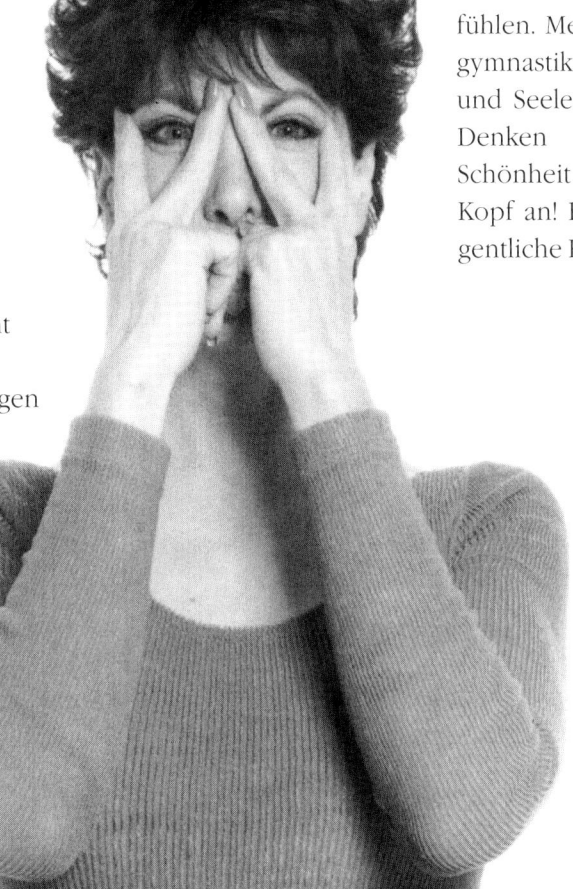

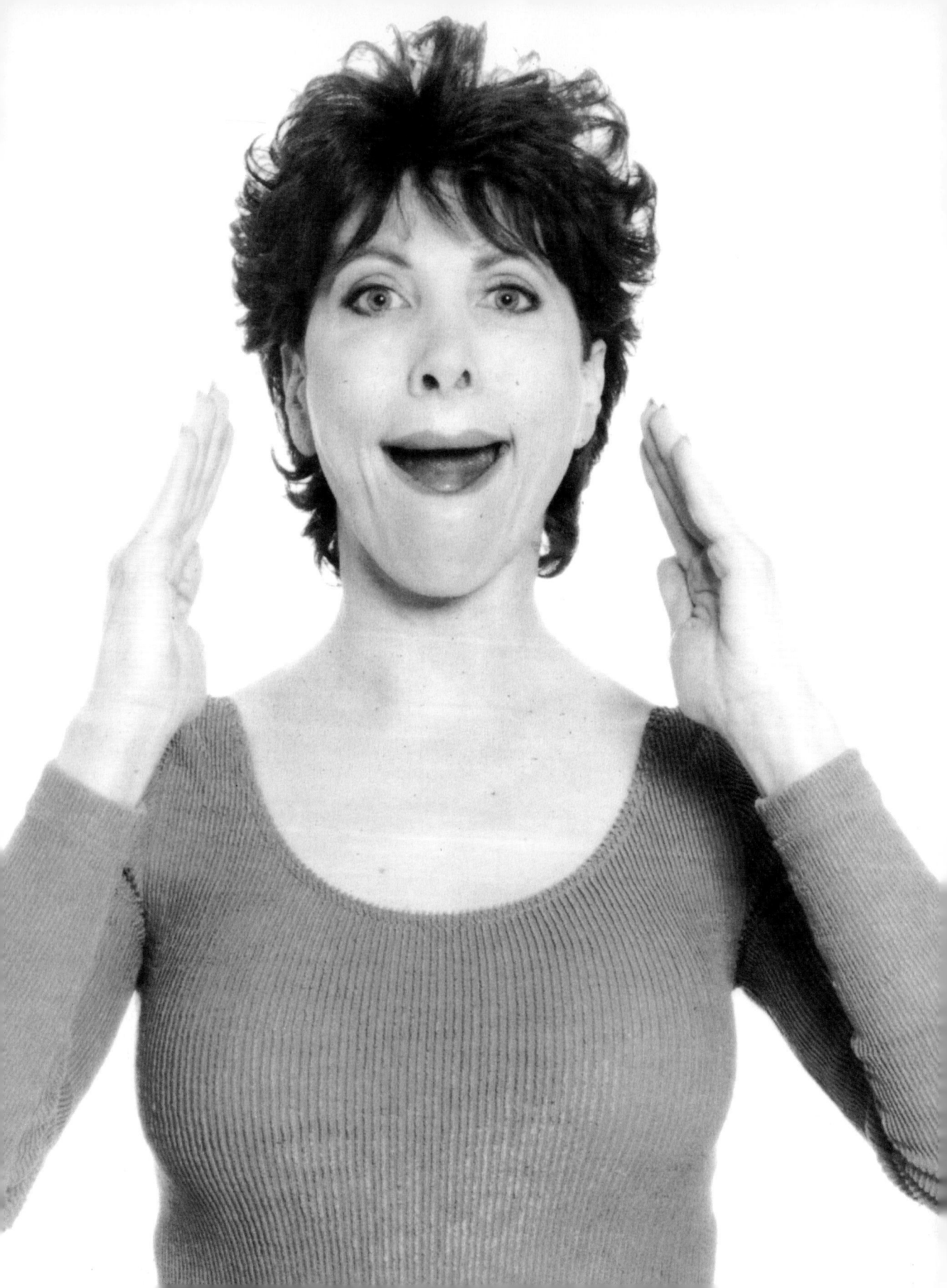

Was ist NATÜRLICHES FACELIFTING?

Wie und warum wirkt es?

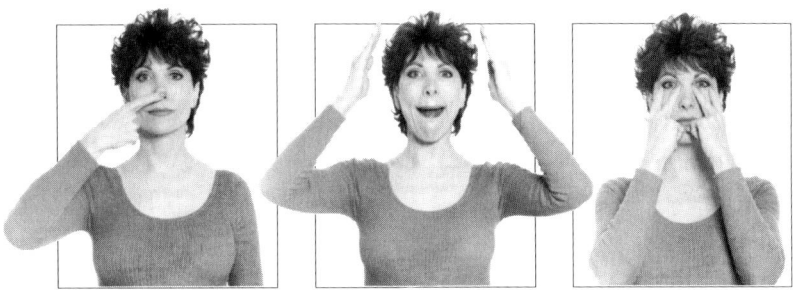

Wahrscheinlich haben Sie genau wie ich Ihr Leben lang die Gesichter von Menschen betrachtet und sich gesagt: »Das Gesicht dieser Frau ist wunderbar geschnitten!« Oder: »Bei diesen ausgeprägten Wangenknochen ist es kein Wunder, dass sie so hübsch aussieht!« Natürlich ist ein schöner Knochenbau eine wesentliche Komponente eines schönen Gesichts. Aber viele verkennen, wie sehr die Muskeln das Gesicht formen. Ohne sie könnten wir weder lächeln, blinzeln oder die Stirn runzeln, noch niesen oder gähnen.

Die Gesichtsmuskeln sind kleiner und dünner als die meisten Muskeln unseres Körpers. Da aber die Fetteinlagerung im Gesicht geringer ist als an anderen Körperstellen, werden trainierte Muskeln leicht sichtbar und verleihen Ihnen klare, fein herausgebildete Gesichtszüge. Ich habe überwältigende Ergebnisse in viel

NATÜRLICHES FACELIFTING

kürzerer Zeit gesehen als etwa an Hüften oder Bauch.

Gesichtsmuskeln werden extrem wenig benutzt. Meist trainiert man seinen Körper, nicht das Gesicht. Die natürliche Folge bei den meisten ist eine schwache Gesichtsmuskulatur, die nach und nach erschlafft, und eine Haut, die dadurch ebenso ihre Spannkraft verliert. In der Tat ist das Erschlaffen der Gesichtsmuskulatur ein Hauptgrund für ein eingefallenes oder welkendes Gesicht, das manche von uns vielleicht einmal bekommen.

IHRE MUSKELN

Der im Alter unvermeidliche Abbau von Kollagen und Elastin, den Fasern, die die Haut zusammenhalten, führt zu einem Erschlaffen des Gesichts. Diese Substanzen geben der Haut ihre Elastizität und sind durch nichts zu ersetzen. Ein weiterer Grund hierfür ist der Verlust an subkutanem Fett (Fett unter der Haut). Mit zunehmendem Alter schrumpfen die Fettreserven unter der Haut, ein Grund für das hagere oder hohlwangige Gesicht, das viele nach der Lebensmitte bekommen.

Das Nachlassen des Muskeltonus führt zu Tränensäcken, herabhängenden Oberlidern, Hängewangen, einem Hängekinn und einem »Truthahnhals«. Untrainiert wird das Muskelgewebe dünn und schwach. Mit meiner Gesichtsgymnastik können Muskelzellen neu aufgebaut werden, so dass das Muskelgewebe straff und elastisch bleibt, anschwillt und kräftiger erscheint. Ebenso wie der Bizeps, die Brust- oder Bauchmuskeln muß auch die Gesichtsmuskulatur trainiert werden, um fest, geschmeidig und straff zu sein.

Muskeln sind fasrige, aus Eiweiß aufgebaute Gewebekomplexe. Für ihr Wachstum ist genügend Eiweiß auf dem Speisezettel erforderlich. Das Übungsziel ist es, den Muskel wiederholt zu bewegen, bis er ermüdet und das Gewebe erschlafft. Jetzt beginnt die äußerst wichtige Ruhephase. Das Muskelgewebe kann sich regenerieren und daraufhin an Volumen zunehmen. Es ist in der Tat ganz einfach: Je öfter ein Muskel zusammengezogen wird, um so besser bildet er sich aus.

Eine Ausgewogenheit von Training und Ruhe bewirkt, dass der Muskel sich den Anforderungen anpasst und größer und kräftiger wird. Wenn ein Muskel über einen relativ kurzen Zeitraum hinaus sehr aktiv trainiert wird, nehmen seine Größe, seine Kraft und seine Kontraktionsfähigkeit zu. Arbeitet man mit einzelnen Gesichtsmuskeln bestimmte Übungen immer wieder durch, baut man sie neu auf und stärkt sie.

Vielleicht haben Sie schon von anderen Gesichtsgymnastik-Programmen gehört oder sie sogar schon ausprobiert. Das Natürliche Facelifting ist einzigartig, weil Sie zunächst einmal verstehen, wie die einzelnen Muskeln bearbeitet werden. Ich habe einige dieser Gymnastikprogramme untersucht: Sie enthalten Anweisungen wie: »Öffnen Sie Ihre Augen weit, strecken Sie Ihre Zunge heraus und bleiben Sie zehn Sekunden in dieser Position...«, ohne zu erklären, worauf die Wirkung dieser Methoden beruht! Somit sind sie genauso sinnlos wie die »fettreduzierenden« Vibrationsbänder der 50er Jahre. Erinnern Sie sich an die Gurte, die man um die Taille legen sollte, um damit unerwünschte Pfunde abzurütteln?

Wer wirklich an seiner Fitness interessiert ist, wird einen Bogen um solche schnellen Zaubermethoden machen. Heute herrscht ein weit verbreitetes Gesundheitsbewusstsein und wir ken-

WAS IST NATÜRLICHES FACELIFTING?

nen die Schritte, die nötig sind, wenn man Fett ab- und Muskeln aufbauen will, nämlich eine fettarme Ernährung, ein Aerobic-Übungsprogramm und regelmäßiges, gezieltes Krafttraining.

Die meisten von uns wissen, dass Übungen mit Gewichten oder Widerständen acht- bis zwölfmal wiederholt werden müssen, um den Muskelaufbau zu gewährleisten. »Wer schön sein will, muss leiden«, heißt das Motto, und dank Jane Fonda wissen wir alle, dass wir beim optimalen Muskeltraining einen deutlichen Muskelschmerz spüren sollten.

Meine Gesichtsgymnastik nutzt nun zum erstenmal diese gleichen Techniken für das Gesicht. Wir können zum Beispiel die Muskeln um unsere Augen herum kräftigen, genauso wie man sich eine stärkere Brust, einen gut proportionierten Rücken oder sehr muskulöse Arme antrainieren kann. Sportlehrer reden von der Form, Größe und Begrenzung einer Muskelgruppe. Betrachten Sie Ihre Gesichtsmuskeln doch einmal unter ähnlichen Aspekten!

Natürliches Facelifting basiert auf dem Prinzip der isolierten Arbeit mit den Gesichtsmuskeln bis hin zu einem Muskelschmerz, der sich auch als Zittern äußern kann. Er tritt auf, wenn der Muskel sehr beansprucht ist. Infolge des Verbrauchs von Energie und ATP (Adrenosintriphosphorsäure), dem sogenannten Energiemolekül, wird Milchsäure gebildet. Wenn Sie diesen Schmerz spüren, ist das die Bestätigung dafür, dass Ihre Muskeln arbeiten.

In den elf Jahren meiner Lehrtätigkeit habe ich Schönheitschirurgen um Rat gefragt, um mein Programm noch besser und wirkungsvoller zu gestalten. Mir wurde bestätigt, dass meine Übungen sicher und unschädlich sind, so dass Sie nicht etwa befürchten müssen, dass Gesichtsgymnastik Ihre Gesichtsmuskeln übertrainieren könnte, was besorgte Klientinnen mich immer wieder fragen. Meine Gesichtsgymnastik läßt Sie attraktiver aussehen, und Sie fühlen sich auch so!

Eventuell befürchten Sie auch, dass durch die Gymnastik Falten vertieft oder Ihre Haut noch mehr gedehnt werden könnte. Aber das *Gegenteil* ist der Fall. Die Blutzirkulation wird angeregt und das Ergebnis sind festere Muskeln und eine straffere Haut mit weniger tiefen Falten. Kollagen- oder Elastinabbau kann zwar weder durch mein Facelifting noch durch plastische Chirurgie rückgängig gemacht werden. Aber anders als durch eine Operation wird der Hauttonus von innen heraus verbessert.

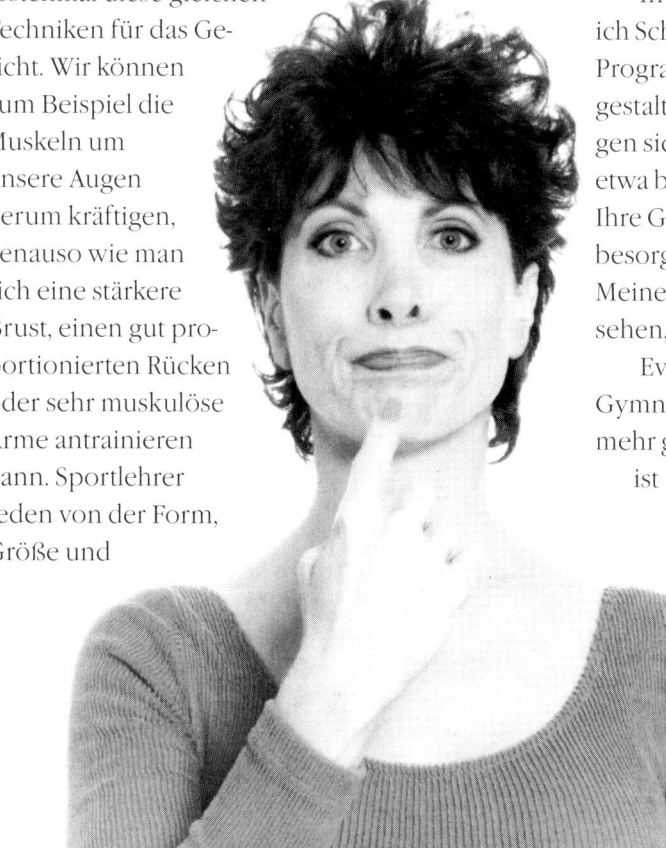

NATÜRLICHES FACELIFTING

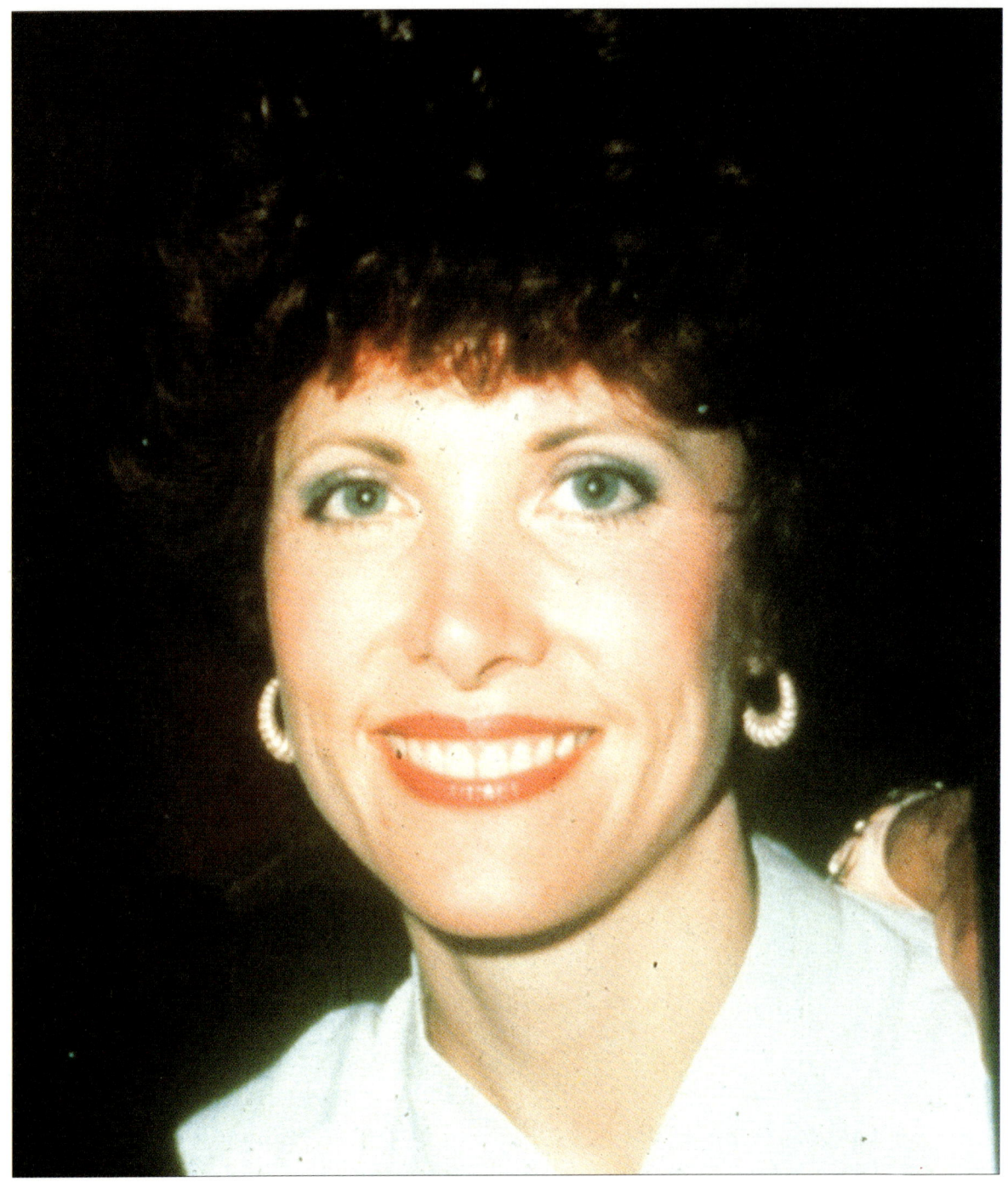

WAS IST NATÜRLICHES FACELIFTING?

Das Übungsprogramm enthält 14 Übungen, die etwa 30 der 57 Gesichts- und Halsmuskeln trainieren. Da alle diese Muskeln durch ein Netzwerk von Gewebefasern miteinander verbunden sind, profitiert jeder einzelne Muskel davon.

Jetzt habe ich die Grundprinzipien meiner Gesichtsgymnastik erklärt und komme nun zu einem weiteren Unterschied zwischen meinem und anderen Programmen. Dies hier ist nicht nur ein Übungsplan. Ein Schlüssel zum Erfolg meiner Gesichtsgymnastik sind die beiden wichtigsten, unerschöpflichen Trümpfe in Ihrer Hand, nämlich die Kraft Ihres Körpers und die Ihres Geistes.

Bei meiner Gesichtsgymnastik spielen Geist und Energie eine entscheidende Rolle. Zusammen bewirken sie, dass Ihr Gesicht in neuer Schönheit erstrahlt. Ich spreche von der Kraft der Geist-Muskel-Verbindung. Ich sage meinen Klientinnen, dass sie *spüren* müssen, wie die Muskeln arbeiten, und sich ihr Wachsen mit jeder Wiederholung *vorstellen* sollen. Vom Einsatz Ihrer geistigen und körperlichen Kräfte hängt Ihr Erfolg entscheidend ab. Visualisieren Sie den schrittweisen Aufbau Ihrer Muskeln!

Wenn Sie die schmerzhafte Anspannung der Muskeln fühlen, machen Sie Ihre Übungen richtig. Durch die Konzentration auf solch ein starkes Körpergefühl spüren Sie förmlich, wie die Muskeln wachsen, während Sie sich Ihrem Ziel nähern. Ihre Gedanken sind genauso stark wie Ihre Handlungen. Wenn Sie das Dehnen und Strecken Ihrer Muskeln *sehen* und *fühle,* wird Ihr Gesicht zum lebendigen Ausdruck Ihrer Überzeugung und Ihrer Anstrengungen.

Also denken Sie beim Üben daran, dass Sie sich ganz auf die Verbindung von Geist und Muskeln konzentrieren! Mit diesen beiden Verbündeten können Sie Ihr Gesicht neu beleben. Gesichtsgymnastik bringt mehr als Kurzzeiterfolge. Üben Sie 20 Minuten täglich an mindestens fünf Tagen der Woche und Sie behalten Ihr Leben lang ein jugendliches Aussehen. Hunderte meiner Klientinnen überall auf der Welt sind, genau wie ich, ein lebender Beweis dafür. Mit 49 kann ich, ohne zu lügen, sagen, dass mein Gesicht geschmeidiger, straffer, rosiger und jünger aussieht als mit 39, als ich mit dem Natürlichen Facelifting begann. Und die Fotos beweisen dies.

VORHER UND NACHHER

Das Bild auf der linken Seite zeigt mich mit 36 vor Beginn meiner Gesichtsgymnastik. Mein Gesicht hatte viele Falten vom Sonnenbaden; sie reichten vom Mundwinkel bis in die Mitte der Wangen. Es wirkte hager durch Kollagenverlust, ein weiterer Schaden zu ausgiebigen Sonnenbadens. Mein Teint war grau und nicht so rosig, wie ich es gerne gehabt hätte. Meine Augenbrauen senkten sich, so dass meine Augen wegen durchhängender Lidfalten und nachgebender Brauen klein und müde aussahen. Und kein Make-up konnte meine Tränensäcke verbergen.

Infolge einer mißlungenen Nasenoperation mit 21 hatte meine Nase auf der linken Seite eine Kerbe, und zudem hatte der Arzt die Nasenspitze zu lang gelassen, so dass sie sich nach vorn absenkte. Meine Oberlippe hatte er noch nach unten verschoben und verschlankt.

Das Bild zeigt mich mit 36, bevor ich mit dem Natürlichen Facelifting begann. Beachten Sie die Kerbe an meiner Nase und die Falten an meinem Kinn.

NATÜRLICHES FACELIFTING

Sehen Sie sich jetzt das Bild auf Seite 23 an: Das bin ich mit 49! Das Bild wurde nicht retuschiert. Die Falten zwischen Nase und Oberlippe sind geglättet, weil die Muskeln unter meiner Haut größer und kräftiger sind. Alle Falten sind weniger sichtbar und meine vorher graue Hautfarbe sieht jetzt rosig bis porzellanfarben aus. Durch Gesichtsgymnastik wurden meine Augenbrauen angehoben, die Augenlider gestrafft; meine Augen wirken größer und wacher.

Dank meiner neu aufgebauten Wangenmuskeln wurde mein Gesicht voller und sieht jünger aus. Es war ein großartiges Gefühl, in den Spiegel zu schauen, in ein neues, fein modelliertes Gesicht mit schönen ausgeprägten Wangen. (Ich kann gar nicht sagen, wie oft ich schon gefragt worden bin: »Wer hat Ihnen die Wangenpolster eingesetzt?« Und auf meine Antwort: »Ich selbst«, folgte Verwirrung, bis ich vorführte, wie man einen Muskel so wie Arnold Schwarzenegger anschwellen lassen kann!)

Zu meiner Erleichterung machte das Natürliche Facelifting die Kerbe in meiner Nase unsichtbar und meine Nase wurde insgesamt fester. Ich baute auch die Nasenmuskeln auf (ja, es *gibt* Nasenmuskeln), so dass die Spitze kürzer wirkt. Meine Oberlippe sieht nicht mehr so unscheinbar aus, und meine Lippen erscheinen voller und jugendlicher. Meine Mundwinkel wurden fester und deuten nach oben. Mein Blick wirkt daher jung, frisch und lächelnd. Eine weitere willkommene Veränderung war eine festere Kinnlinie.

Wenn ich im Fernsehen über meine Gesichtsgymnastik spreche, zeige ich immer diese »Vorher-und-nachher«-Fotos von mir. Kürzlich rief mich eine Zuschauerin an und meinte: »Ich habe Ihre Fotos gesehen und finde nicht, dass Sie so unterschiedlich aussehen.« Ich antwortete: »Vielen Dank! Zwischen den Fotos liegen 13 Jahre.« Sofort meldete sie sich für Gesichtsgymnastik an.

Ein ganz besonders ermutigendes Erlebnis ist es, wenn Sie anfangen, die Muskeln unter Ihrer Gesichtshaut zu spüren. Plötzlich werden Sie sich dieser gewöhnlich toten Region zwischen Wangenknochen und Mund oder zwischen Ohr und Nase bewusst. Manche Klientinnen finden das Zähneputzen nach ein paar Tagen meiner Gesichtsgymnastik genauso schmerzhaft wie das Treppensteigen am Tag nach einem Aerobic-Kurs für Fortgeschrittene. Aber sie sind glücklich, weil dieser leichte Muskelkater ihnen ihr Gesicht bewusst macht. Sie spüren, dass die Übungen wirken und sind zuversichtlich, dass ihre Muskeln wachsen.

Ich bin ziemlich stolz darauf, ein so gesundes, leichtes und effektives Übungsprogramm vermitteln zu können. Und ich glaube, dass der Erfolg des Natürlichen Facelifting zu einem beträchtlichen Teil damit zusammenhängt, dass es auch Spass macht. Stellen Sie sich nur vor, dass Sie durch tägliches, mehrminütiges Grimassenschneiden Ihr Aussehen verjüngen und neu beleben können! Als leichte, angenehme Schönheitsmethode dient diese Gesichtsgymnastik auch dem Stressabbau, bietet Entspannung für Gesicht, Körper und Geist.

So sehe ich heute mit 49 aus. Die Falten sind geglättet und meine Nase ist wieder gleichmäßig.

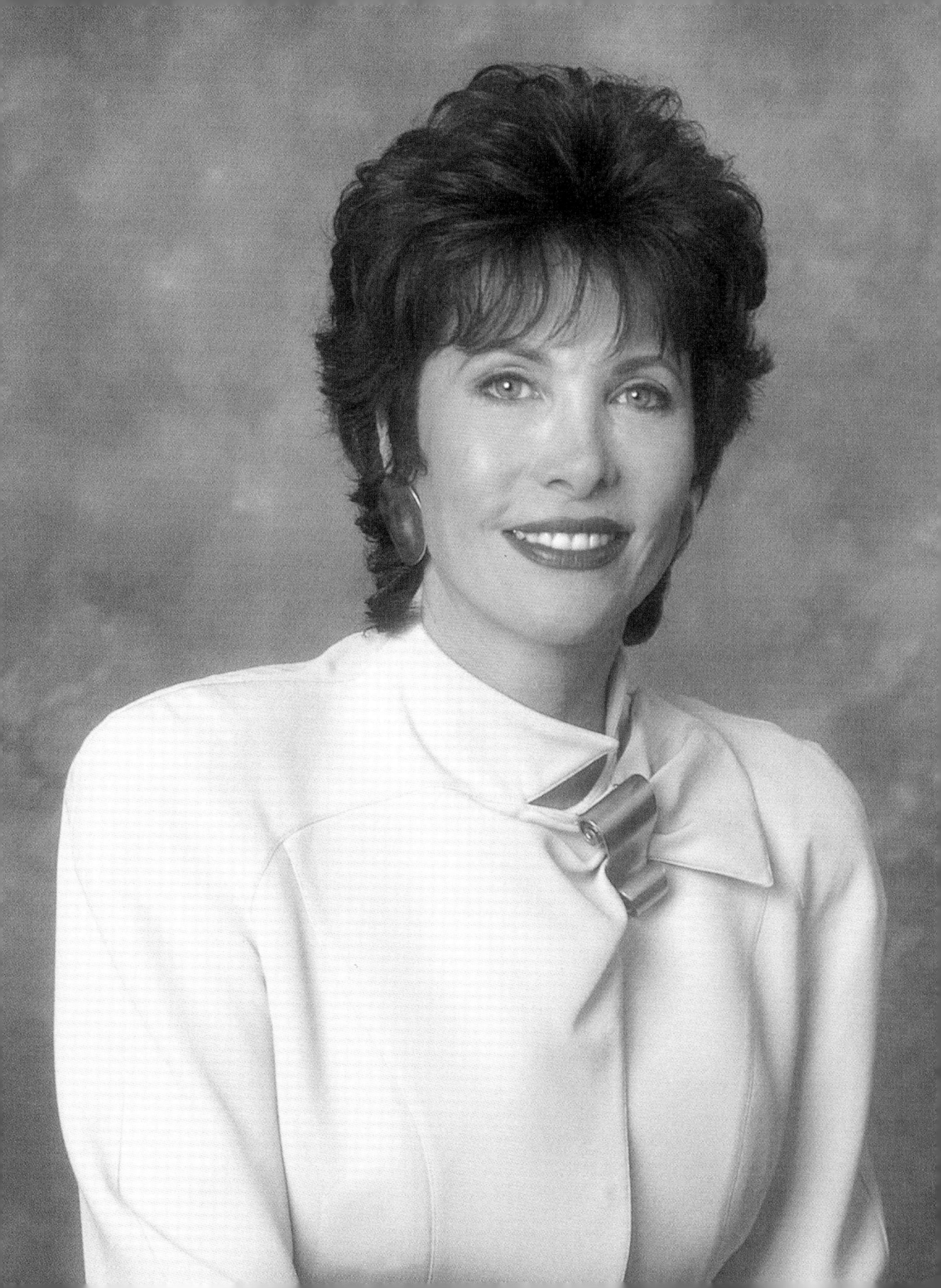

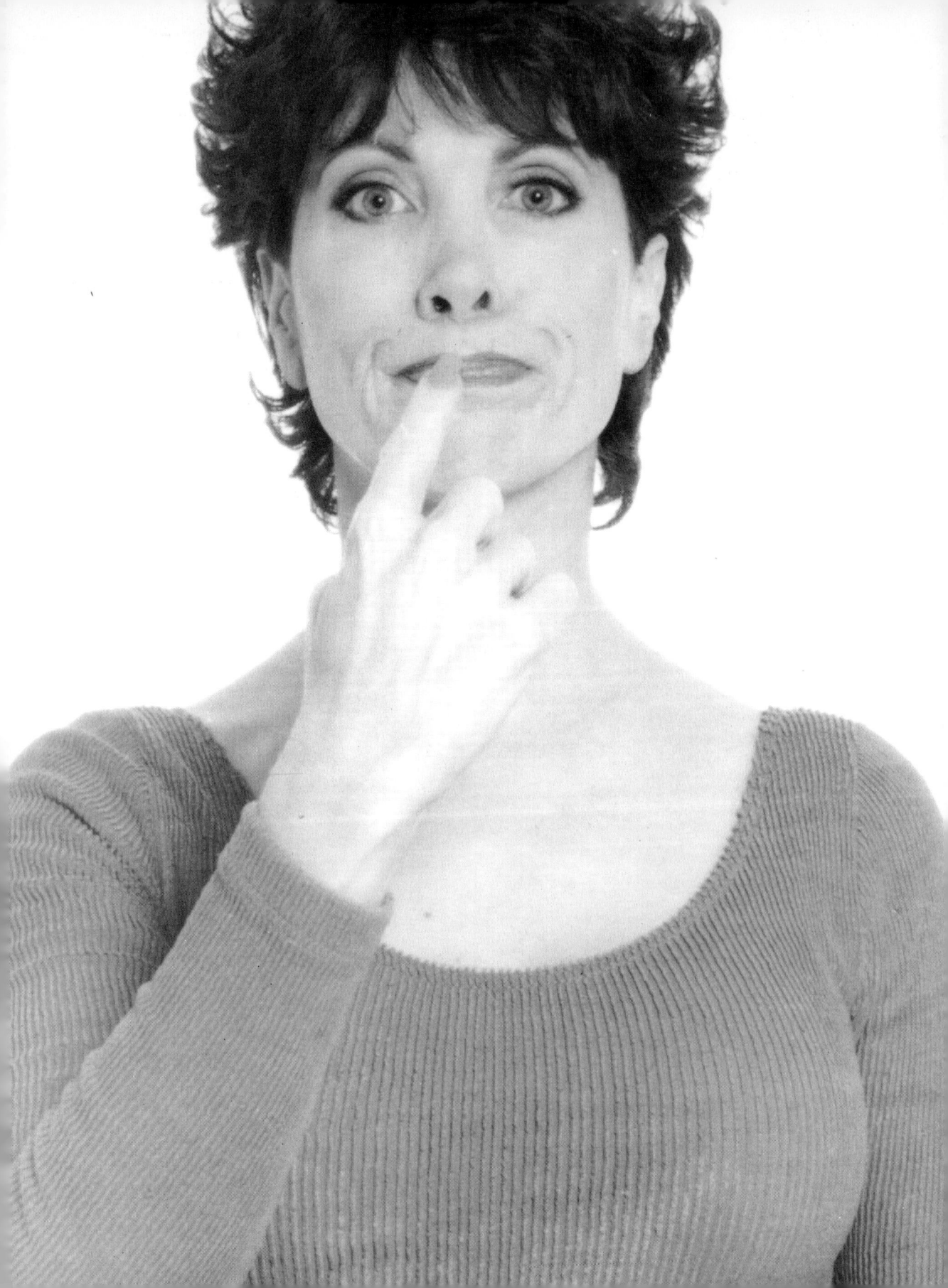

Gesichtsbewusstsein ENTWICKELN

Besonderheiten des Gesichts erkennen und analysieren

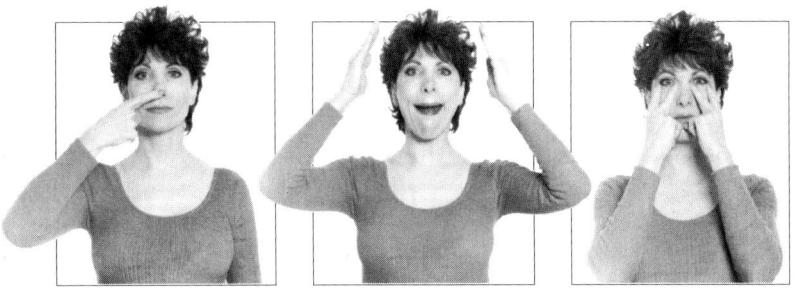

Jede Diskussion über die Besonderheiten des Gesichts muss auch das Bild berücksichtigen, das Frauen von sich haben, ihr *Selbstbild*. Nach einem Artikel in der Zeitschrift *Self* von 1994 mögen 85 Prozent der amerikanischen Frauen ihren Körper nicht. Jetzt, da die Baby-Boom-Generation überall älter wird, muss man sich nur vorstellen, wie viele es sind, die folglich auch ihre Gesichter nicht mögen! Wie sieht Ihr Selbstbild aus? Wie gefällt Ihnen Ihr Gesicht, ehrlich? Sie wollen offensichtlich etwas für Ihre Schönheit tun, denn Sie nehmen sich die Zeit, dieses Buch zu lesen. Wenn Sie wie meine Klientinnen sind, möchten Sie gerne so gesund und jung wie möglich aussehen. Und gegen ein schönes Gesicht hätten Sie sicher auch nichts einzuwenden!

NATÜRLICHES FACELIFTING

Aber bleiben wir realistisch: Nur sehr wenige Menschen haben einen makellosen Teint und ein wirklich schön geformtes Gesicht. Wie Ihr Gesicht aussieht, ist hauptsächlich durch Vererbung festgelegt und kann durch die kosmetische Chirurgie gravierend verändert werden. Mein Facelifting jedoch zeigt Ihnen eine völlig natürliche Methode, Ihre Pluspunkte zu betonen.

ANALYSIEREN SIE IHR GESICHT

Bevor Sie mit Ihren Übungen beginnen, ist es extrem wichtig, dass Sie ein objektives Bild von den Einzelheiten Ihres Gesichts erhalten. Vielleicht glauben Sie, Ihr Gesicht sehr gut zu kennen, mehr als Ihnen manchmal lieb ist! Aber ich möchte Sie darum bitten, sich Ihrer natürlichen Stärken und Schwächen ganz genau bewusst zu werden. Noch mehr: Ich möchte, dass Sie verstehen, was sich hinter den Mängeln verbirgt. Dann erst kann die Arbeit an der Schönheit beginnen.

Ich weiß, dass es Ihnen vielleicht unangenehm ist, die Mängel und die Alterserscheinungen auf Ihrem Gesicht zu studieren. Aber es führt kein Weg daran vorbei. Auch Filmstars, Models, Rocksänger, Führungskräfte und königliche Hoheiten mussten sich diesem Schritt unterziehen. Und wenn diese sich ihren Fehlern stellen konnten, dann schaffen Sie das auch! Sie sind sich selbst diese Schönheitsinventur schuldig, nur dann können Sie echte Verbesserungen erzielen, statt auf Wunder zu warten.

Ihr Alltag und Ihre Angewohnheiten lassen sich an Ihrem Gesicht und an Ihrer Gesundheit ablesen. Denken Sie einen Augenblick über Ihre Umgebung nach. Leben Sie in einem trockenen oder feuchten Klima? Das Klima kann wie Ihr Lebensrhythmus positive oder verheerende Auswirkungen auf Ihre Haut haben. Sind Sie immer in Zeitdruck? Sorgen Sie für regelmäßige Bewegung und Entspannung? Oder sind Sie beruflich und privat so sehr eingespannt, dass Sie nicht mehr vernünftig essen, unregelmäßig schlafen und sich zu wenig bewegen? Stress zeigt sich im Gesicht in Form von Tränensäcken, geschwollenen Augen, einem fahlen Teint, Runzeln, Stirnfalten und Pickeln.

Am besten ist es, wenn Sie jemand bitten, eine Nahaufnahme von Ihrem Gesicht zu machen, denn ein Foto zeigt den genauen Zustand Ihres Gesichts und nicht Ihre Vorstellung davon. Machen Sie zwei Fotos, eines von vorn und eines von der Seite. Bitte *nicht* lächeln! Auf den Fotos sehen Sie Ihre Gesichtszüge viel besser als im Spiegel. Und sie helfen Ihnen, wenn Sie an der Korrektur Ihrer Mängel arbeiten.

In Zukunft sind diese Fotos für Sie von besonderem Nutzen. Wenn Sie Ihre Übungen einige Wochen lang täglich ausgeführt haben, sollten Sie nochmal zwei Fotos im gleichen Abstand machen, wieder frontal und von der Seite. Dann können Sie »vorher« und »nachher« vergleichen und die wunderbaren Veränderungen erkennen, die Sie an Ihrem Gesicht bewirkt haben.

Betrachten Sie diese Fotos sehr sorgfältig. Jedes Gesicht, sogar das eines einen Tag alten Babys, hat einige Linien. Ohne diese wäre es ausdruckslos. Aber was für Linien haben Sie, schmale oder breite? Wo häufen sie sich? Denken Sie auch daran, dass Ihre Lebensgewohnheiten Spuren auf Ihrem Gesicht hinterlassen. Wenn Sie wie ich jahrelang in der Sonne gelegen haben, dann haben Sie vermutlich auch viele feine Falten. Oder Sie nehmen statt Wasser hauptsächlich Kaffee, Tee oder zuckerhaltige Getränke

GESICHTSBEWUSSTSEIN ENTWICKELN

zu sich. Auch das kann zu Schönheitsmängeln wie Tränensäcken oder aschfarbener, gelblicher Blässe führen. Wasser sorgt für einen klaren, frischen Teint. Wie Ernährung die Haut beeinflusst, darüber mehr in Kapitel 6: Richtige Schönheitspflege.

HÖREN SIE AUF, SICH SORGEN ZU MACHEN

Auch Emotionen beeinflussen Ihr Aussehen erheblich. Wenn Sie sich viele Sorgen machen, können sich Sorgenfalten auf der Stirn und/oder Falten um den Mund herum bilden. Manche Menschen stellen so vieles in ihrem Leben in Frage, dass sie eine tiefe Furche zwischen den Augenbrauen bekommen, die ich Fragezeichenfalte nenne. Und häufiges Augenzukneifen führt zu Krähenfüßen.

Auch Anspannung zeigt sich im Gesicht. Können Sie die Spannung in Ihrem Gesicht erkennen? Viele meiner Kundinnen sind noch recht jung, aber vom Familien- oder Berufsleben stark beansprucht, so dass sie immer angespannt und verkniffen aussehen. Natürliches Facelifting schafft hier schnell Abhilfe.

Neben Charakter, Fitness und Emotionen spielt die Vererbung wahrscheinlich die größte Rolle für das Aussehen des Gesichts. Es ist sonderbar: Manche Gesichter altern genauso wie die der Eltern. Wie ich schon erwähnt habe, kommen Frauen oft zu mir, wenn ihr Mund anfängt, dem ihrer Mutter zu gleichen, oder Männer, wenn ihr Kinn so nachgibt wie bei ihrem Vater. Wenn Sie zu einer dieser Gruppen gehören, so machen Sie sich nichts daraus! Meine Gesichtsgymnastik kann vererbte Eigentümlichkeiten mildern, aber Sie müssen daran arbeiten.

Studieren Sie die Aufnahmen von Ihrem Gesicht und konzentrieren Sie sich auf Ihre schönsten und die am wenigsten attraktiven Gesichtszüge. Was wollen Sie betonen? Ihren Mund, Ihre Augen oder Ihre Wangenknochen? Was wollen Sie abmildern? Ihre Nase, Falten, ein Doppelkinn? Bestimmen Sie auch die Form Ihres Gesichts genau. Ist es lang, rund, herzförmig? Haben Sie zum Beispiel ein volles Gesicht mit dicken Wangen, die sich langsam absenken, können Sie diese mit Natürlichem Facelifting aufbauen.

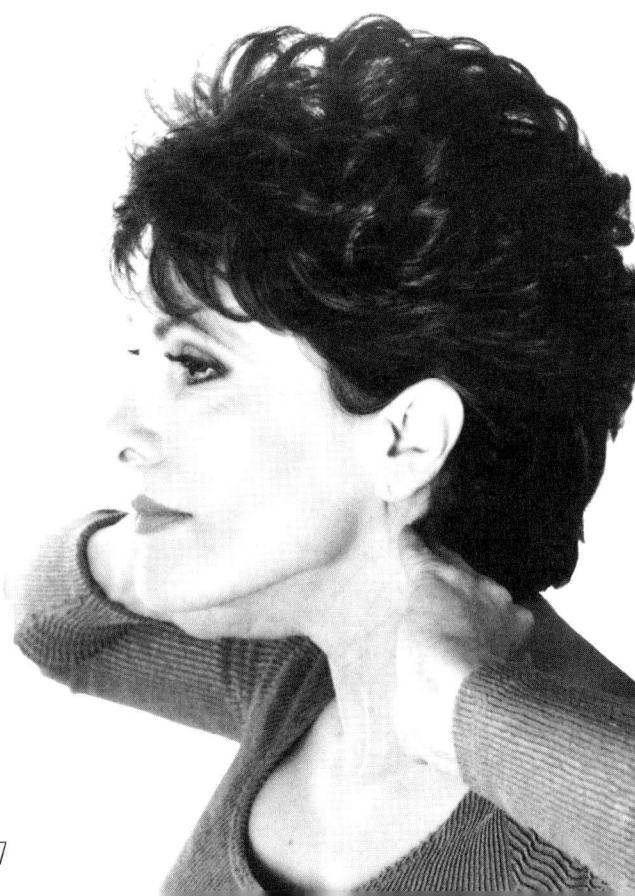

DIE ZEHN HÄUFIGSTEN SCHÖNHEITSFEHLER

1. DÜNNE, STRENG WIRKENDE LIPPEN

Mit zunehmendem Alter können die Lippen und der umliegende Bereich sehr dünn und runzelig werden. Anspannung, Nikotin, Sonnenbaden und lästige Angewohnheiten sind der Grund hierfür. Sie können um Jahre älter und unattraktiver wirken, wenn der Lippenbereich einfällt und runzelig wird. Mit meinen Übungen gelingt es, durch den Aufbau der Muskeln um den Mund herum sichtbare Verbesserungen zu bewirken, so dass Ihr Gesicht voller und jünger aussieht.

2. ABSINKENDE KINNLINIE UND/ODER DOPPELKINN

Schon um die 30 kann Ihre Kinnlinie beginnen sich abzusenken, bis sie so schwach aussieht wie bei Ihrer Großmutter. Sie können den Tonus Ihres Unterkiefers durch kieferfestigende und halsstärkende Übungen erheblich verbessern. Auch Ihr Selbstvertrauen wird dadurch zunehmen: Viele meiner Klientinnen finden, dass ihre Stimme mehr Autorität ausstrahlt, wenn ihr Gesicht gefestigt und ihr Doppelkinn reduziert ist.

3. TIEFLIEGENDE AUGENBRAUEN

Wenn der Muskeltonus um die Augen herum nachlässt, sieht die Partie unter den Augenbrauen vor allem im Profil mit der Zeit schlaff aus. Durch Übungen zur Kräftigung der Augenbrauen- und oberen Kopfmuskeln wird der Brauenbogen angehoben. Dadurch stärken Sie auch die winzigen, doch sehr wichtigen Lidmuskeln, und die ganze Augenpartie bleibt glatt und jugendlich. Üben Sie mit Hingabe, und nicht nur Ihre Augen, sondern Ihr ganzes Gesicht wird frischer und offener aussehen.

4. HÄNGENDE AUGENLIDER

Ob Sie nun ein umwerfend toller Filmstar, ein blaublütiger Aristokrat oder eine frisch gepeelte Schönheit sind, Sie dürfen mir glauben: Es gibt keinen Ausweg; mit dem Alter leiern Ihre Augenlider aus. Das kann auch vererbt sein. Hängende Augenlider machen unsere Augen nicht nur kleiner, sie lassen uns auch älter wirken. Es gibt eine hervorragende Methode, die Lider zu trainieren. Dabei werden winzige Muskeln gekräftigt und die Augen treten größer und voller hervor. Sie sehen strahlender und vitaler aus.

5. UNSCHÖNE NASE

Nur ganz selten ist jemand mit seiner Nase wirklich zufrieden. Eines ist sicher: Alle Nasen, ob lang oder kurz, breit oder schmal, werden im Alter länger. Die Wangenmuskeln geben nach, die Wangen fallen ein, und um die Nasenflügel herum bildet sich eine Vertiefung. Zudem zieht die Schwerkraft die Nase nach unten und die Muskeln des Mundwinkels erschlaffen. Um die Nase zu festigen, müssen in erster Linie die winzigen Muskeln unter den Nasenlöchern aufgebaut werden. Ein Training dieser Gesichtspartie führt zur Verschönerung der Nase und zur Straffung von Mund und Oberlippe.

GESICHTSBEWUSSTSEIN ENTWICKELN

6. FALTIGER HALS

Wir alle haben schon relativ junge Leute mit welligem oder runzeligem Hals gesehen. Der Grund hierfür ist übermäßiges Sonnenbaden oder einseitige Ernährung und Bewegungsmangel. Das Älterwerden an sich trägt natürlich auch noch dazu bei. Da die Haut am Hals sehr zart ist, sieht man ihr das Altern schneller an als anderen Körperstellen. Ein dünner Hals ohne Muskeltonus verstärkt das Problem. Um so besser, dass man lernen kann, die Halsmuskeln an Größe und Form wieder aufzubauen, damit der ganze Halsbereich schöner wird.

7. EINGEFALLENE WANGEN

Schwerkraft und Alter verkürzen unsere Wangenmuskeln. Je mehr sie schrumpfen, desto formloser wird unser Gesicht, bis es flach wie eine Tischplatte ist. Wir sehen älter und müde aus. Mit der Wangenlifting-Übung werden die Wangenmuskeln trainiert und die Wangen wohlgeformt. Meine Klientiennen lieben diese Übungen, weil man damit einen nicht ganz perfekten Knochenbau ausgleichen kann. Nach einigen Monaten sieht Ihr Gesicht fein gemeißelt aus.

Wenn wir auf die 30 zugehen, gewinnt unser Gesicht an Reife, zusammen mit unserem Geist und Körper. Alle drei beeinflussen sich gegenseitig und bilden zusammen die Persönlichkeit, die man nach außen zeigt. Jeder hat drei verschiedene Arten von Gesichtslinien. Wenn wir diese drei Linien genau unterscheiden lernen, können wir die Fehler besser korrigieren.

8. CHARAKTERISTISCHE GESICHTSLINIEN

Emotionale Reaktionen wie Traurigkeit, Ärger oder auch Freude finden ihren Niederschlag in unserem Gesicht als Gesichtslinien, was durchaus normal ist. Sie verleihen uns nämlich den typischen, individuellen Ausdruck. Alle meine Gesichtsgymnastik-Übungen tragen dazu bei, die Gesichtsmuskulatur so aufzubauen, dass die Haut sich glättet und die Linien schwächer werden.

9. HÄSSLICHE SCHLAFFALTEN

Schlaffalten sind unser nächtlicher Feind. Unsere Gesichtsmuskeln arbeiten sogar im Schlaf, wir lächeln, runzeln die Stirn usw. Es entstehen Wangenfurchen, wenn man mit den Händen unter der Backe schläft oder wenn das Gesicht auf einem zerknautschten Kissen liegt. Durch die Wangenübungen können Schlaffalten geglättet werden.

10. FALTEN WEGEN NACHLASSENDER MUSKELSPANNKRAFT

Der Bauch ist nicht der einzige Körperteil, der mit dem Alter erschlafft. Auch die Gesichtsmuskeln werden schlaff, wenn sie nicht genügend trainiert werden, entstehen Falten. Unser Muskeltonus nimmt duch das verminderte Kollagen mit dem Älterwerden ab. Die Schwerkraft macht die Haut lockerer, so dass sich bogenförmig herunterhängende Kinnbacken und eine abgesackte Kiefernlinie bilden. Regelmässiges Gesichtstraining festigt und kräftigt die Gesichtsmuskulatur.

NATÜRLICHES FACELIFTING

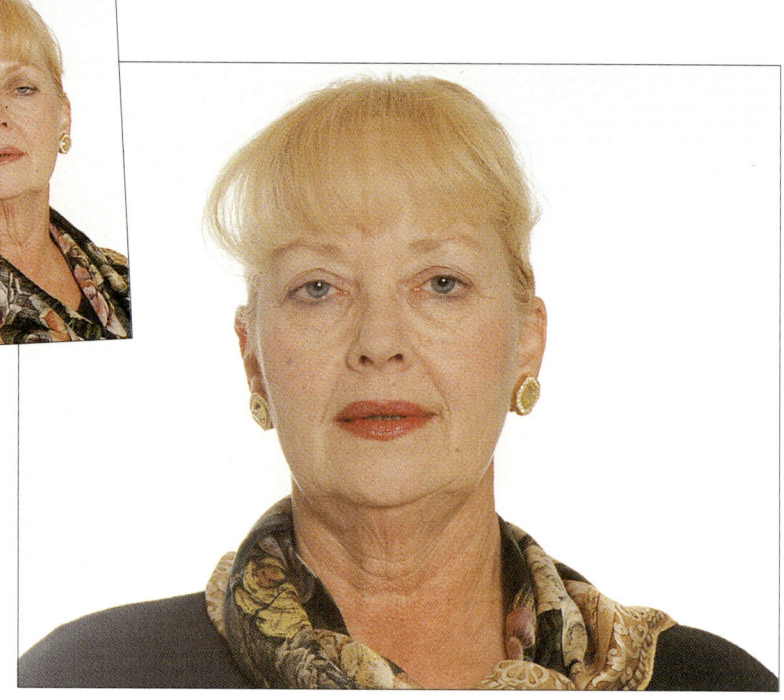

Erster Tag: Gloria hat zu wenig Muskeltonus, seitliche Mund-Nasen-Falten, schmale Lippen, eingefallene Augenhöhlen und ein Hängekinn.
Sechster Tag: Ihr Gesicht sieht nicht mehr so eingefallen aus, ihre Augen größer. Sie hat vollere Lippen und Wangen. Die verbesserte Durchblutung sorgt für strahlenderen Teint und elastischere Haut.

Erster Tag: Sheila hat einen stumpfen Teint, insgesamt zu wenig Muskeltonus, eingefallene Augenhöhlen, flache Wangen, dünne Oberlippe, hängende Mundwinkel, tiefe Mund-Nasen-Falte und ein Doppelkinn.
Sechster Tag: Ihr Teint sieht vitaler aus, die Augenhöhlen liegen nicht mehr so tief, die Wangen sind angehoben und runder, die Oberlippe ist voller, die Mundwinkel wurden nach oben gezogen. Ihr Doppelkinn ist weniger auffallend und ihr Gesicht wirkt voller, klarer und gesünder.

Erster Tag: Dollys Wangen sind flach, das Kinn fängt an nachzugeben und die Kombination von glanzlosen Augen, einer dünnen Oberlippe und einer leichten Kinnfalte lassen sie müde wirken.
Sechster Tag: Ihr Gesicht zeigt klarere Konturen mit volleren, angehobenen Wangen und einer strafferen Kinnlinie. Ihre Oberlippe ist markanter, Augen und Gesicht im ganzen wirken lebendiger.

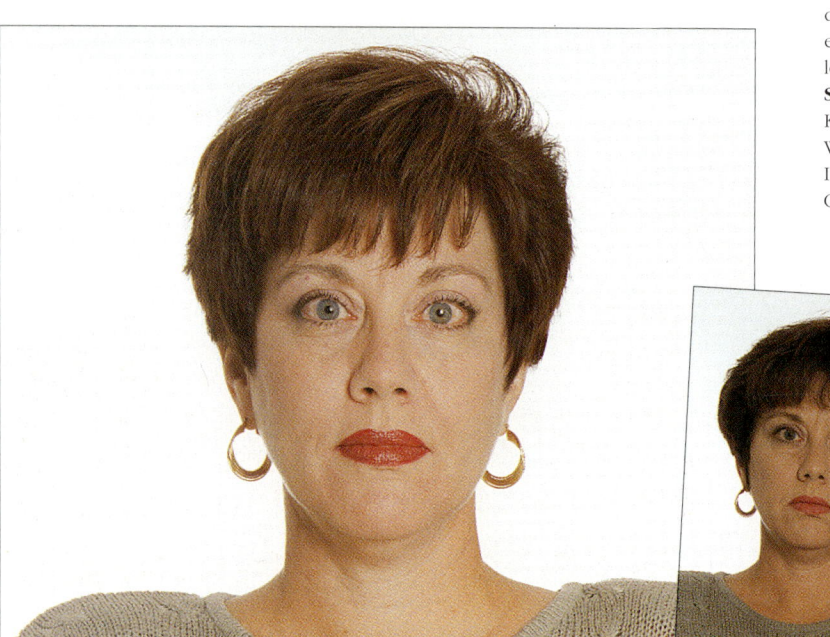

GESICHTSBEWUSSTSEIN ENTWICKELN

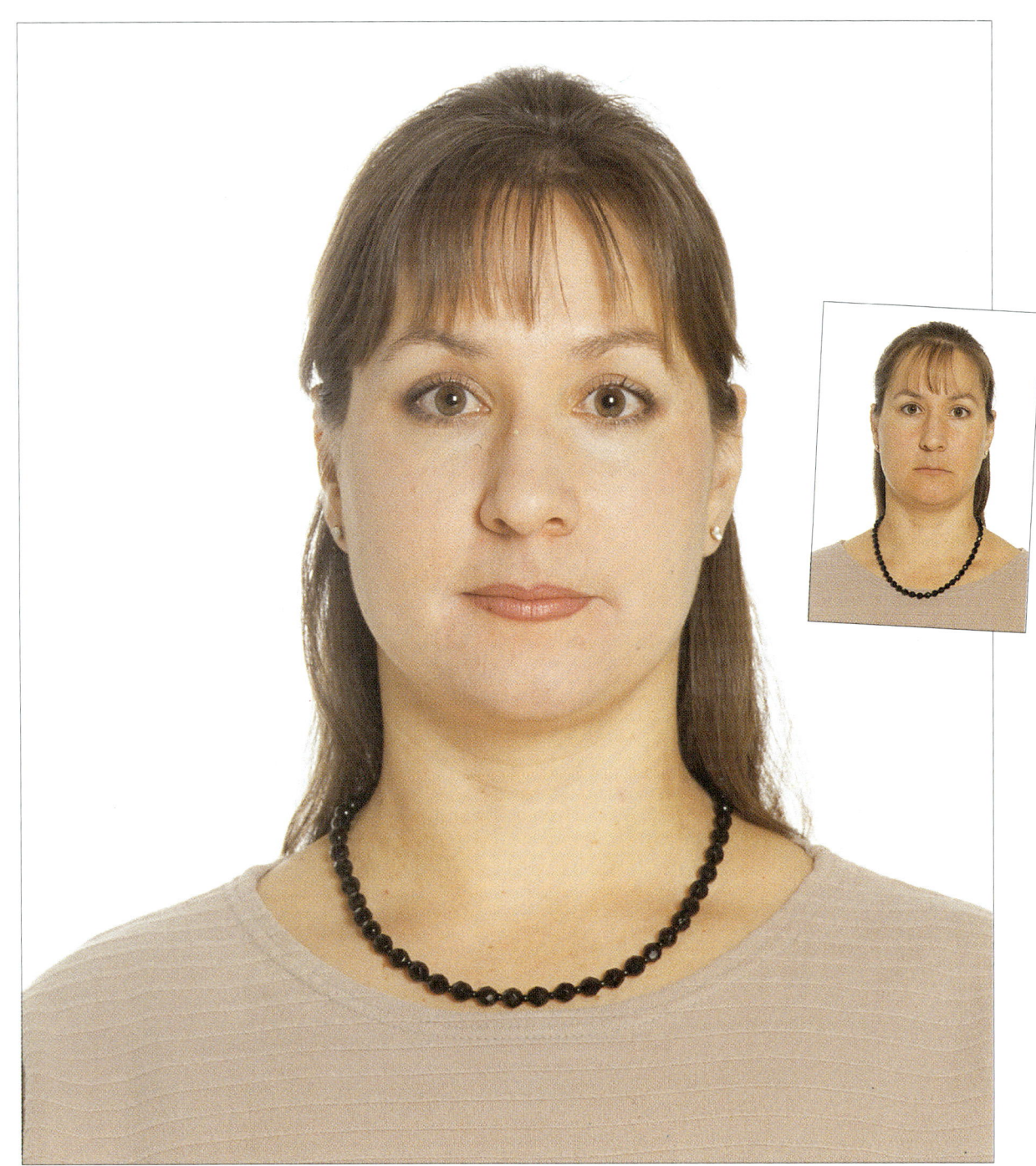

NATÜRLICHES FACELIFTING

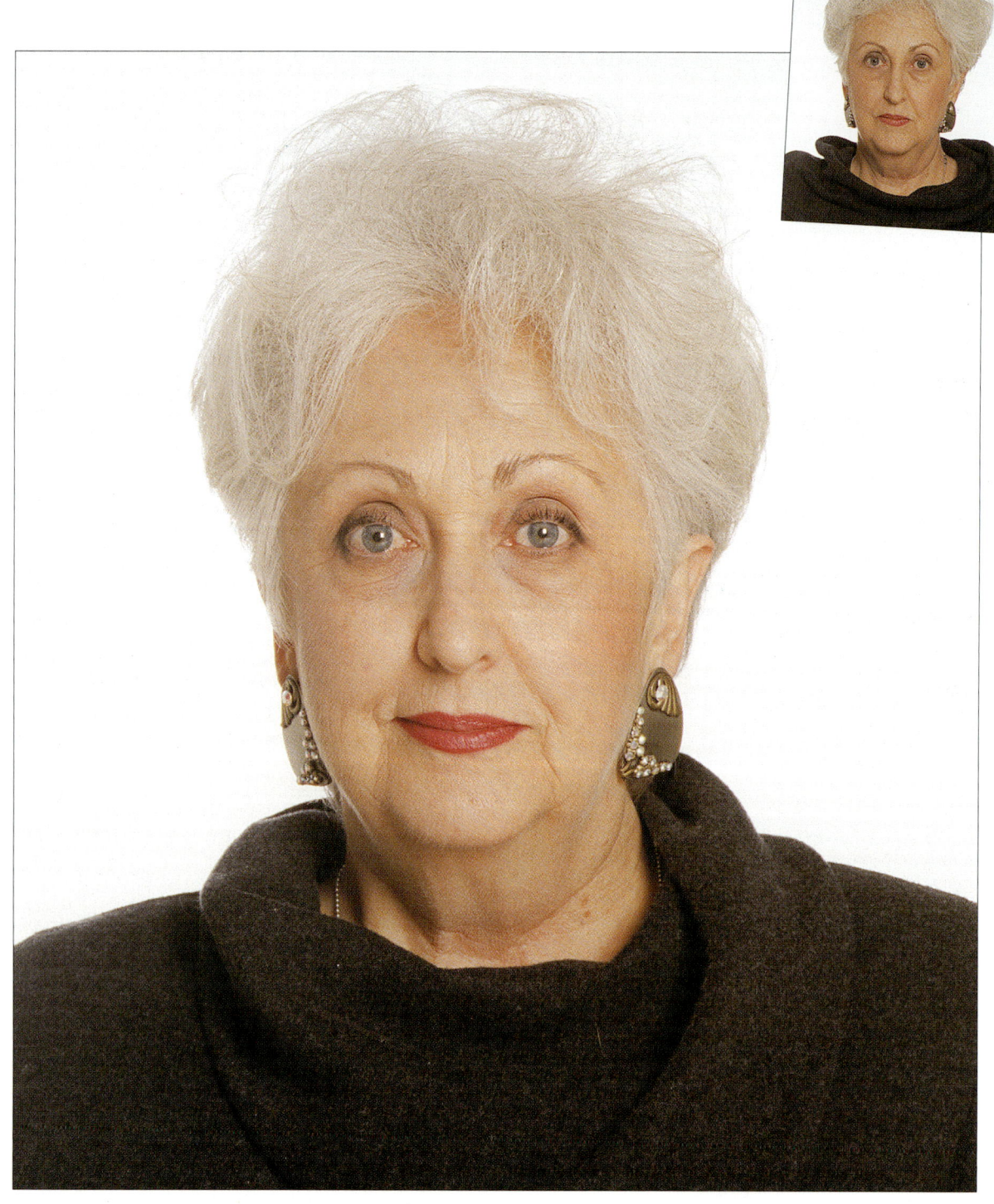

GESICHTSBEWUSSTSEIN ENTWICKELN

CHECKLISTE FÜR IHRE ARBEIT AM GESICHT

Nachdem Sie alle Pros und Contras Ihres Gesichts studiert haben, kreuzen Sie in der Checkliste Punkte an, die Sie verbessern wollen. Dann haben Sie eine Aufstellung der Korrekturen, die Sie mit Natürlichem Facelifting erreichen wollen. Später können Sie dann Ihre Ergebnisse mit den »Vorher-und-nachher«-Fotos vergleichen.

Nachdem Sie nun Ihr Gesicht in Großaufnahme studiert und die Checkliste ausgefüllt haben, haben Sie eine Pause verdient. Gönnen Sie sich ein paar Minuten und denken Sie an all die Verbesserungen, die Sie an Ihrem Gesicht vornehmen werden. Und keine Sorge, wenn Sie alles angekreuzt haben! Sie sind nicht die Einzige!

- [ ] Schmale, streng wirkende Lippen
  Heruntergezogene Mundwinkel
- [ ] Schlaffe Kinnlinie/Doppelkinn
- [ ] Tiefliegende Augenbrauen
- [ ] Herabhängende Augenlider
- [ ] Lange, schlaffe oder zu große Nase
- [ ] Faltiger Hals
- [ ] Eingefallene Wangen
- [ ] Charakterfalten
- [ ] Schlaffalten
- [ ] Falten durch fehlenden Muskeltonus

Erster Tag: Junes Gesicht wirkt müde, farblos, und ohne Spannkraft. Sie hat Tränensäcke, flache, tiefliegende Wangen, eine schmale Oberlippe und eine fleischige Kinn- und Halsfalte. **Sechster Tag:** Verminderte Tränensäcke, eine markantere Oberlippe, ein festeres Kinn und ein gestraffter Hals lassen ihr Gesicht insgesamt gesünder und glatter wirken.

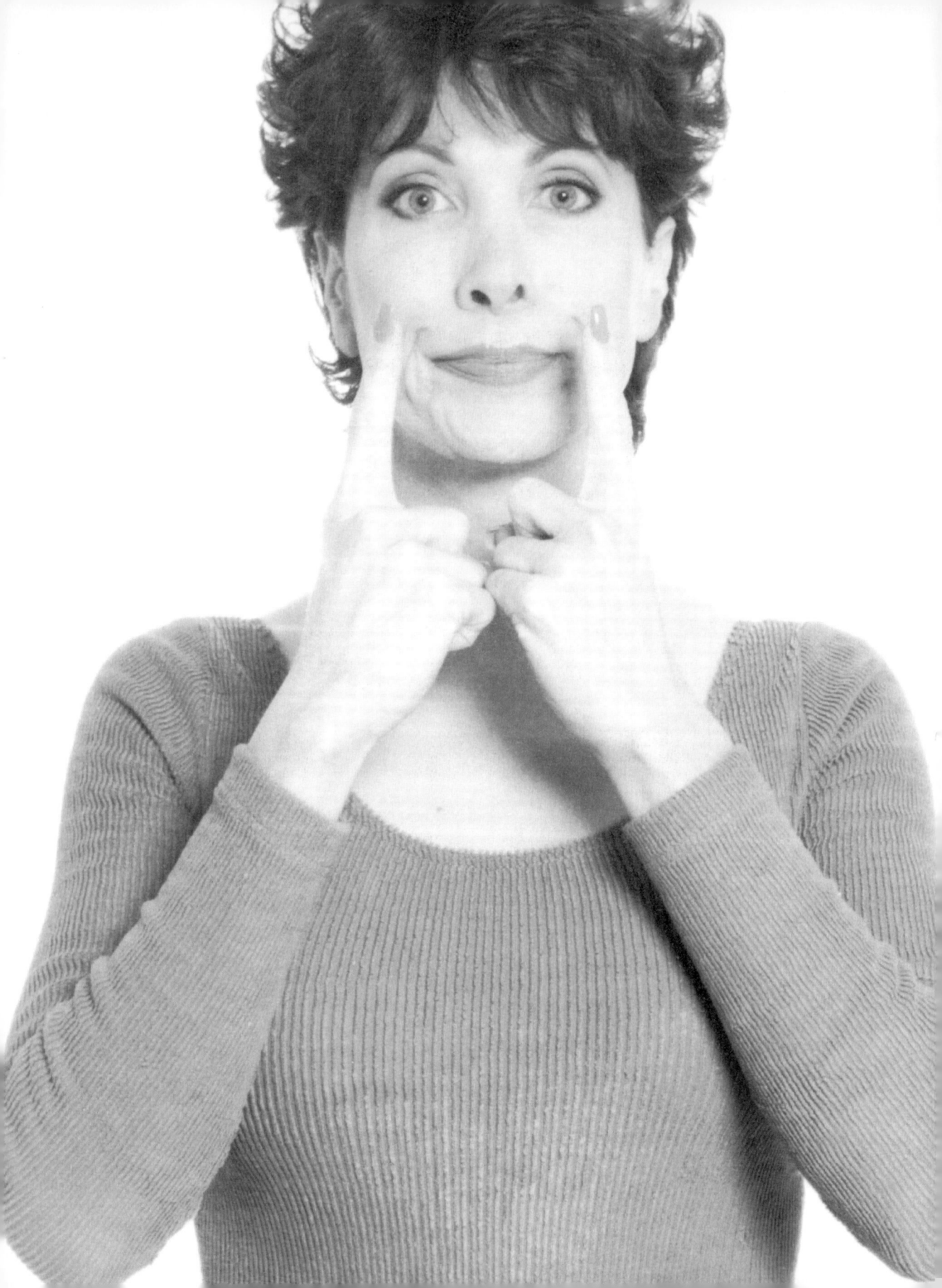

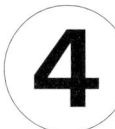

Die GESICHTS- MUSKELN

Wo sie liegen, wie sie heißen und wie sie arbeiten

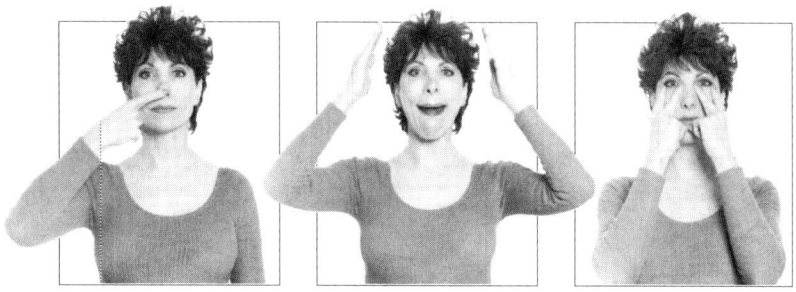

Nun haben Sie sich entschieden, Ihr Gesicht in einigen Punkten zu verändern. Damit können und werden Sie ein jüngeres Aussehen erlangen. Doch zuerst müssen Sie wissen, wo Ihre Gesichtsmuskeln liegen, wie sie heißen und wie diese kleinen, zusammenhängenden Gebilde arbeiten. Stellen Sie sich Folgendes vor: Unter Ihrer Haut liegen 57, in Ruhe und Bewegung miteinander verknüpfte Muskeln. All diese Muskeln wirken beim Stützen und Anheben Ihres Gesichts zusammen.

NATÜRLICHES FACELIFTING

So arbeiten zum Beispiel beim Lächeln Mund- und Wangenmuskeln mit den Muskeln um die Augen und Augenhöhlen herum zusammen. Die oberen Kopfmuskeln und die Muskeln der Augenpartie spannen Ihre Stirn an usw.

Vielleicht wollen Sie sich diese zahlreichen Gesichtsmuskeln auch bildlich vorstellen. Denken Sie an eine Patchworkdecke unter der Hautoberfläche, die sich wie magisch bewegt. Diese dünne Muskelschicht wird von Fasersträngen zusammengehalten. Magisch nenne ich diese Muskeln wegen ihrer großartigen künstlerischen Leistung, zusammen mit den Gewebefasern Ihre inneren Gefühle auszudrücken. Ohne diese Arbeit würde Ihr Gesicht wie ein unbeschriebenes Blatt aussehen.

Mein Facelifting trainiert etwa 30 Muskeln in Gesicht, Hals und Kopf. Ich wählte diese Muskeln beim Aufstellen des Programms aus, weil sie eindeutig Schönheit und Ausdruck des Gesichts beeinflussen. Doch ich muss betonen, dass alle 57 Hals- und Gesichtsmuskeln zusammenhängen und somit alle von der Gymnastik profitieren.

Wenn Sie mit dem Natürlichen Facelifting beginnen, empfiehlt es sich, die Übungen eine nach der anderen zu erlernen. Ein optimales Ergebnis erreichen Sie *nur*, wenn Sie die angegebene Reihenfolge einhalten. Warum? Weil eine Muskelgruppe ruhen und sich erneuern soll, während Sie mit der anderen üben.

Das Wissen um Lage, Größe und Aufgabe der einzelnen Gesichtsmuskeln wird Ihnen helfen, die so entscheidende Geist-Muskel-Verbindung herzustellen. Wenn Sie diesen Zustand erreichen, werden Sie mit Sicherheit den Erfolg in Ihrem Gesicht sehen.

Wenn Sie die verschiedenen Muskeln visualisieren und spüren können, machen Sie die Übungen perfekt. Mit fortschreitendem Training werden die Übungen immer effektiver. Studieren Sie die folgende Beschreibung der Muskeln und suchen Sie sie auf der Zeichnung auf Seite 41. Mit dem Wissen über ihre Lage und Funktion bringen Sie Ihr Gesicht am besten voran.

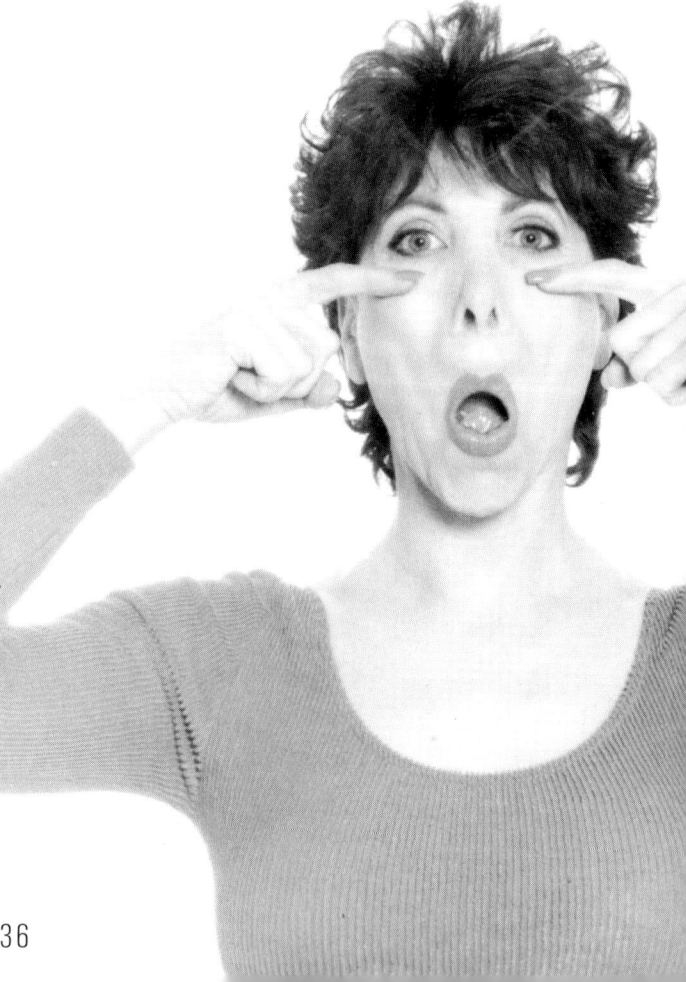

DIE GESICHTSMUSKELN

DIE MUSKELN DER OBEREN KOPFHÄLFTE

Es interessiert Sie vielleicht, dass die Kopfhaut die dickste Haut am Körper ist. Darunter liegen die oberen Kopfmuskeln, die sich in drei Bereiche aufgliedern:

Der *Frontalis* ist ein dünner Muskel oberhalb der Stirn. Er zieht die Kopfhaut nach vorn und bildet die horizontalen Stirnfalten.

Der *Occipitalis* ist etwa 3,5 cm lang und befindet sich am Hinterkopf. Er zieht die Kopfhaut nach hinten. Beide Muskeln zusammen werden auch als Occipitofrontalis oder Epicranius bezeichnet.

Die *Galea aponeurotica* ist eine Sehnenplatte über dem Schädeldach, die den Frontalis und den Occipitalis verbindet.

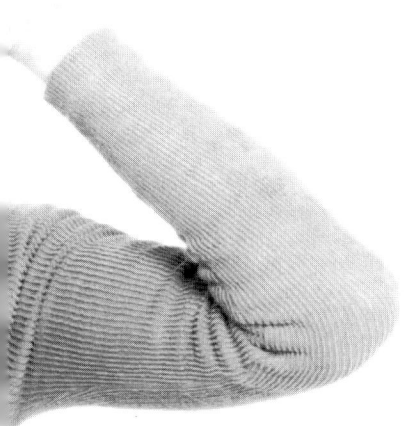

DIE MUNDMUSKELN

Der *Orbicularis oris* ist der Ringmuskel des Mundes. Er hat zahlreiche Muskelfaserstränge, die in verschiedene Richtungen gehen und sich mit Fasern der Ober- und Unterlippe, der Wangen, Nase und umliegenden Gebiete verbinden.

Der *Buccinator* ist ein flacher, breiter Muskel neben der Wange. Er drückt die Wange zusammen, wenn Sie auspusten oder pfeifen.

Der *Mentalis* ist ein winziger Muskel vorne am Kinn. Er hebt es an und schiebt die Unterlippe nach oben.

Der *Quadratus menti* ist ein kleiner, viereckiger Muskel, der die Unterlippe nach unten zieht. Zwischen seinen Fasern ist viel Fett eingelagert. Deshalb läßt er die Unterlippe voller erscheinen, wenn er trainiert ist.

Der *Triangularis menti* ist ein dreieckiger Muskel zwischen Unterkiefer und Mund. Mit ihm lassen sich die Mundwinkel herunterziehen.

Der *Risorius* ist ein kleiner Muskelstrang, der die Mundwinkel nach hinten in Richtung der Backenzähne zieht.

Die Muskeln *Zygomaticus major* und *minor* sind zwei dünne Faserbündel, die für das Seit-Aufwärtsziehen der Mundwinkel in Richtung Wange zuständig sind. Man nennt sie auch Lach-

NATÜRLICHES FACELIFTING

muskeln, weil sie beim Lächeln und Lachen mitwirken.

Der *Levator labii superioris,* ein dünner Muskel, hat seinen Ansatz an der Oberlippe.

Der *Quadratus labii superioris* ist ein großer, die Oberlippe umgebender Muskel, der mit den Wangenmuskeln verbunden ist.

Der *Pterygoideus internus* schließt zusammen mit anderen Muskeln den Mund und bewegt das Kinn mit. Durch sein Herausarbeiten wird die Kinnlinie gestrafft.

DIE NASENMUSKELN

Der *Pyramidalis nasi* spannt den Nasenrücken. Er legt die Nase in Falten, zieht die Partie zwischen den Augenbrauen nach unten.

Der kleine *Dilatator naris posterior* sitzt oberhalb und hinter dem Nasenloch. Mit seinem Aufbau können Sie die Konturen Ihrer Nase verbessern.

Der feine *Dilatator naris anterior* liegt genau über der Mitte jedes Nasenlochs. Mit seiner Hilfe können wir die Nasenflügel aufblähen.

Der *Depressor alae nasi* liegt quer unterhalb der Nase und beschließt die Nasenöffnung, indem er die Nasenscheidewand, den Knorpel zwischen den beiden Nasenhälften, nach unten zieht.

Der *Compressor nasi* setzt an der Nasenwurzel an und geht über den ganzen Nasenrücken. Er zieht die Nasenlöcher zusammen.

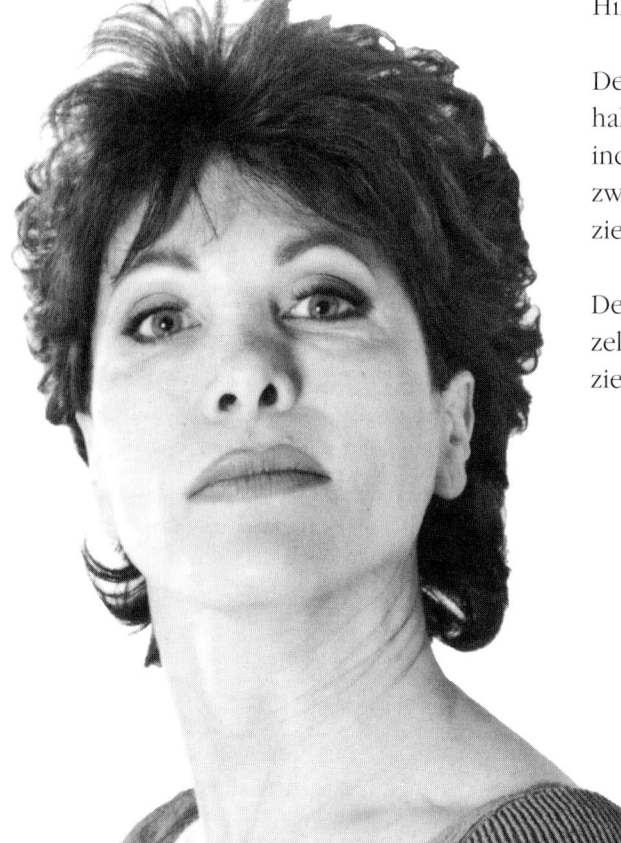

DIE GESICHTSMUSKELN

DIE KAUMUSKELN

Das sind die Muskeln, mit denen wir die Kiefer bewegen, den Mund öffnen oder schließen. Wir benutzen sie beim Kauen und Gähnen. Viele Menschen haben verspannte Kiefer. Wenn Sie die Kiefermuskeln kennen und mit ihnen trainieren, können Sie sich sowohl besser entspannen als auch den Muskeltonus im Gesicht verbessern.

Der *Temporalis* ist ein großer Muskel seitlich am Kopf, der die Kiefer zusammenpresst. Er verläuft vom Wangenbein diagonal nach hinten zum äußeren Kiefergelenk.

Der kurze, kräftige *Masseter* hilft dem Temporalis beim Zusammendrücken von Ober- und Unterkiefer. Ist dieser Muskel gekräftigt, wird die Kinnlinie straffer und ein Doppelkinn schwächer.

Der kegelförmige *Pterygoideus externalis* ist kurz und dick. Er hilft beim Schließen des Mundes und beim Kreisen des Kiefers.

Der *Digastricus*, den ich als »Doppelkinn-Muskel« bezeichne, verläuft vom Kinn bis zum obersten Bereich des Halses. Mit ihm läßt sich der Kiefer öffnen.

DIE AUGENMUSKELN

Der *Levator palpebra superioris* am oberen Augenlid ist extrem dünn, aber er kann das obere Lid fest und straff machen.

Der *Orbicularis oculi* ist ein starker Muskel. Er umspannt die Augenhöhle. Ohne ihn könnten Sie nicht viel sehen, da er für das Öffnen und Schließen des Auges zuständig ist. Und Sie könnten ohne ihn auch nicht überrascht aussehen, weil er daran beteiligt ist, wenn Sie Ihre Augenbrauen anheben! Wenn Sie die Augen zusammenkneifen, zieht er das untere Augenlid hoch.

Der *Corrugator* setzt ganz oben am Stirnbein an und geht über zum Muskel des oberen Augenlids. Mit seinem Aufbau können die Falten auf der Stirn geglättet werden.

Der *Epicranius* hebt die Augenbrauen an. Wenn man ihn trainiert, werden Blutzirkulation und Sauerstoffaufnahme im ganzen Stirn- und Augenbereich verbessert. Regelmäßige Übungen können die Augenbrauen geschmeidiger machen. Sie sehen dann entspannter aus.

NATÜRLICHES FACELIFTING

DIE HALSMUSKELN

Der *Platysma* ist ein flacher, breiter Muskelstrang auf beiden Seiten des Halses. Er ist ein starker Muskel, kann Halsfalten hervorrufen und ist beim Senken des Unterkiefers beteiligt.

Der *Sternocleidomastoideus* bewirkt das Kreisen des Kopfes und das Drehen nach beiden Seiten.

Der *Trapezius* befindet sich am Hinterkopf und an den Schultern. Er zieht den Kopf nach hinten und nach links und rechts.

DIE OHRMUSKELN

Die nächsten drei Muskeln liegen unmittelbar unter der Haut am Ohr. Obwohl sie relativ wenig Einfluss auf das Aussehen des Gesichts haben, sind sie doch mit anderen Muskeln verbunden, die durch meine Gesichtsgymnastik trainiert werden. Wenn Sie diese Muskeln bewegen können, kräftigen Sie sogar alle Kopf- und Gesichtsmuskeln besser. Ein Beispiel: Sie üben die Kräftigung Ihrer Kinnlinie und überlegen sich, wie Sie die Ohrmuskeln zusammenziehen können. Das fördert das Training der Kinnmuskeln. Genauso verhält es sich mit der Gymnastik zum Anheben und Straffen der oberen Augenpartie: Ein Miteinbeziehen der Ohrmuskeln verringert die Falten um die Augen herum.

Der dünne, fächerförmige *Anterior auricularis* ist der kleinste Ohrmuskel. Er zieht das Ohr nach vorn.

Der *Superior auricularis* ist der größte Ohrmuskel. Er schiebt das Ohr nach oben.

Der *Posterior auricularis* zieht das Ohr nach hinten.

■ ■ ■

Jetzt kennen Sie Lage und Namen vieler Muskeln und können Sie mit meiner Gesichtsgymnastik trainieren. Sie haben nun den Plan und die Methode, um Ihr Erscheinungsbild zu verbessern. Nach dem Lesen der Übungen im nächsten Kapitel machen Sie sich auf den Weg, hin zu einem schönen Gesicht.

DIE GESICHTSMUSKELN

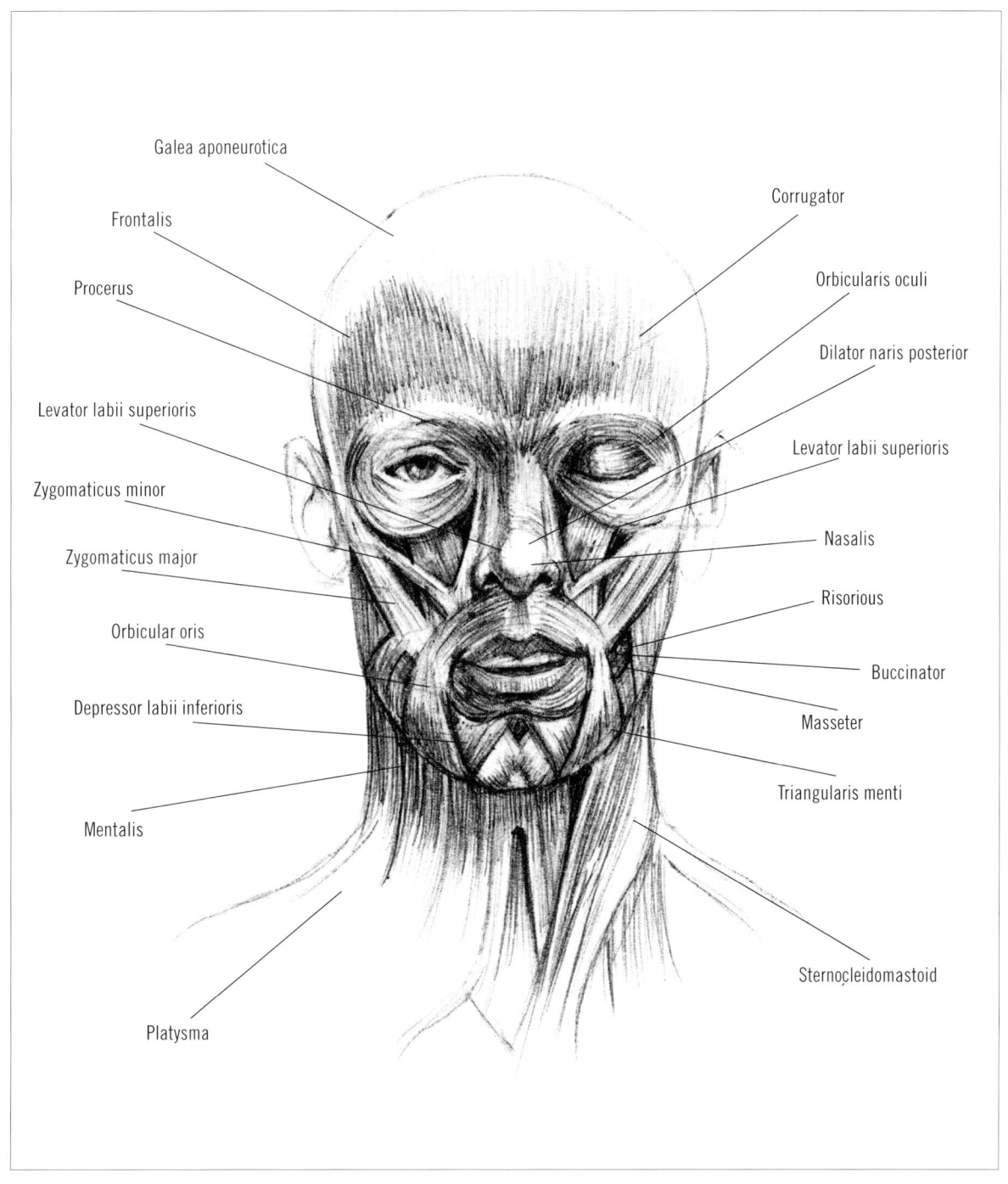

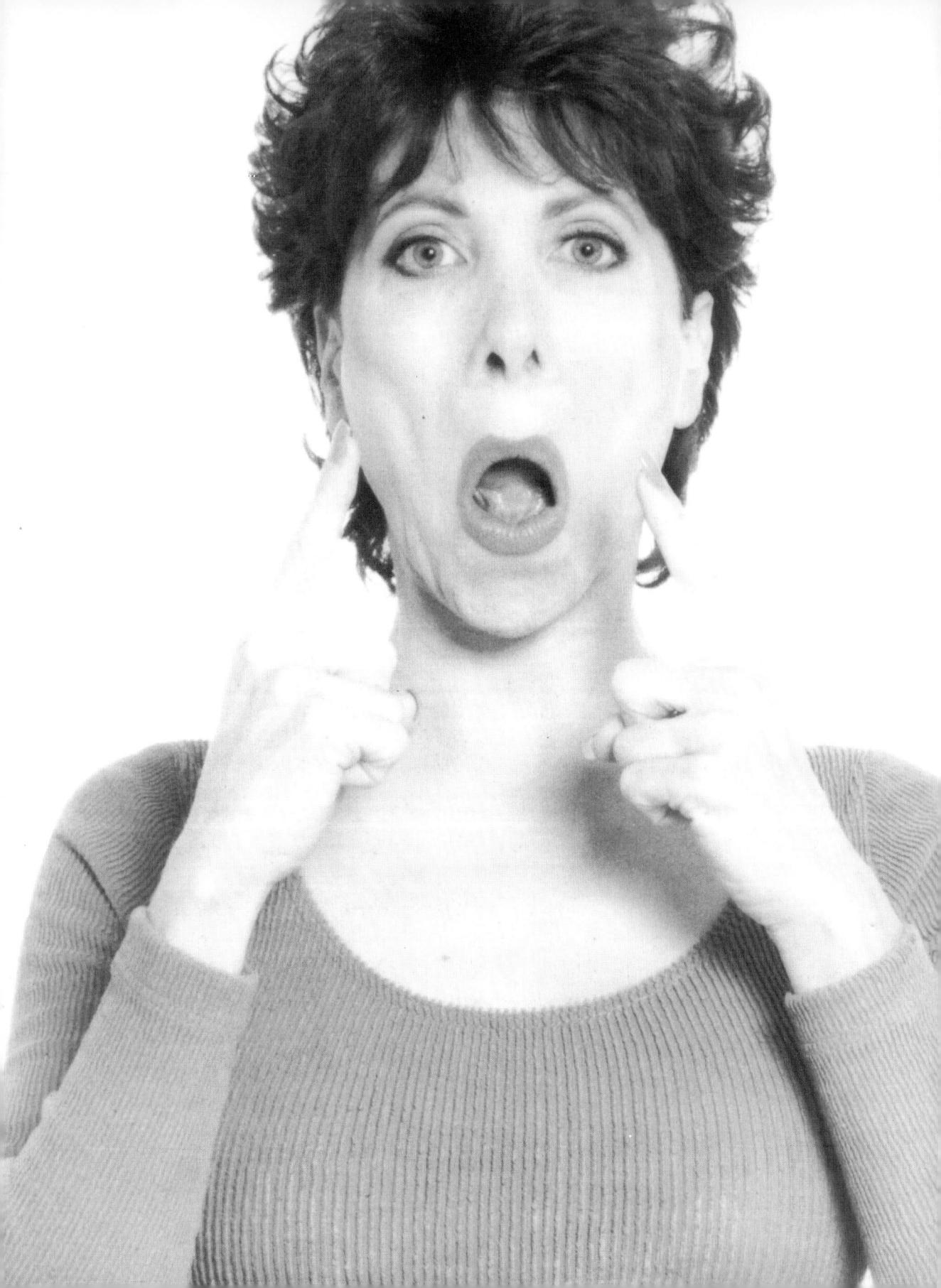

5

Die ÜBUNGEN

So haben Sie Erfolg mit Natürlichem Facelifting

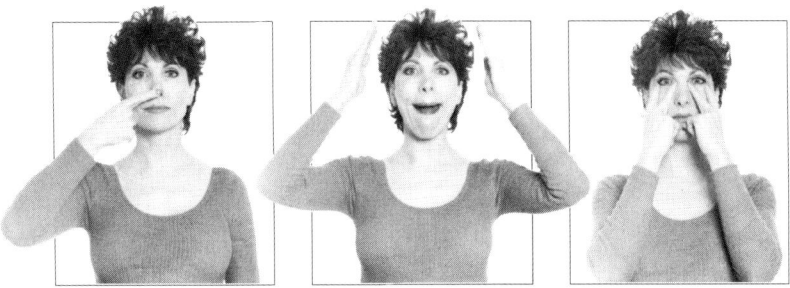

Durch tägliche Übung erlernen Sie nach und nach mein Facelifting-Programm bis zur Perfektion. Wenn Sie die 14 Übungen beherrschen, geht alles wie von selbst. Nach ein paar Monaten täglichen Trainings haben Sie Routine genug, um mit den Übungen für Fortgeschrittene zu beginnen. (Am Ende dieses Kapitels finden Sie eine abgeänderte Version des Natürlichen Faceliftings, die während des Autofahrens trainiert werden kann.)

NATÜRLICHES FACELIFTING

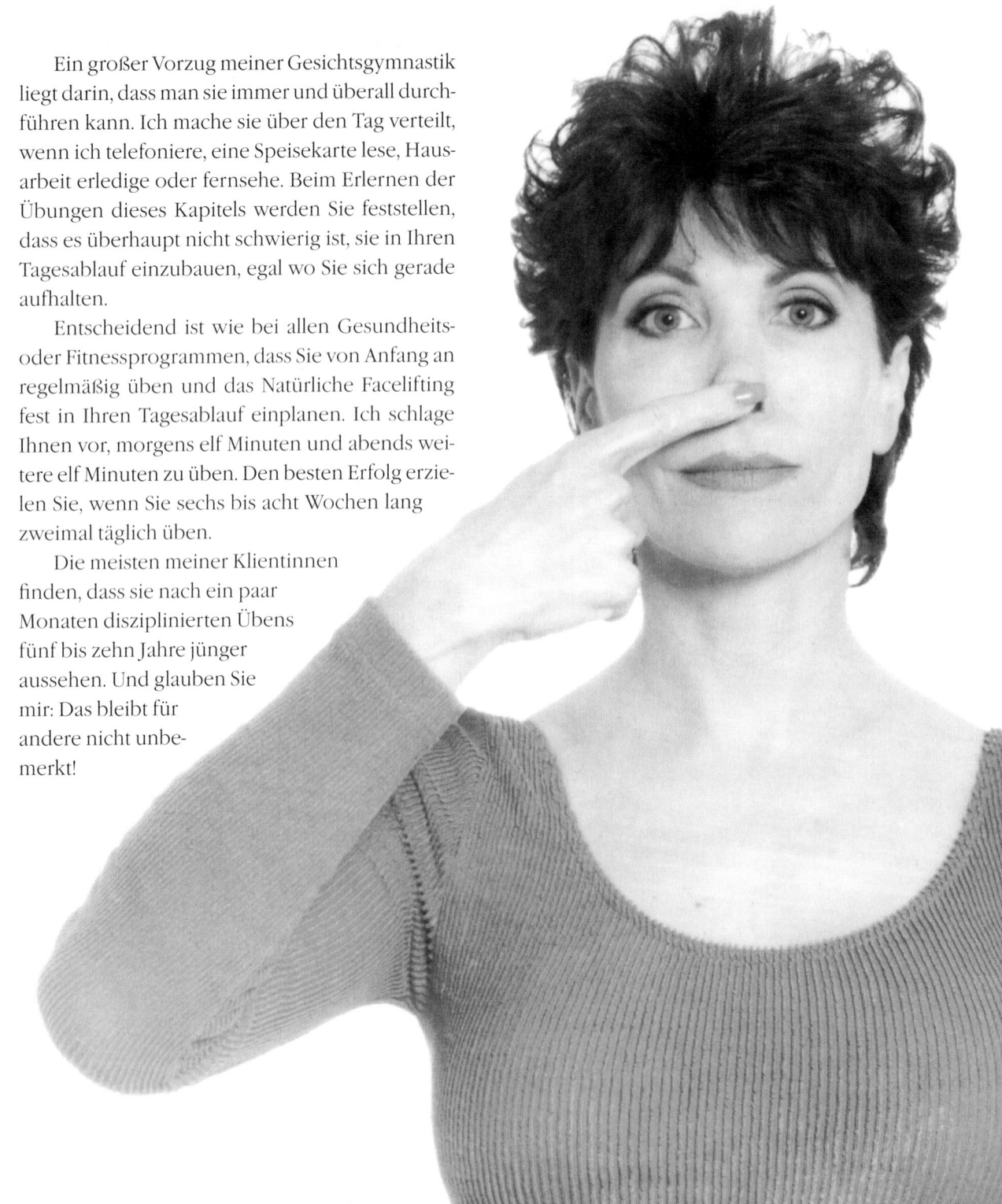

Ein großer Vorzug meiner Gesichtsgymnastik liegt darin, dass man sie immer und überall durchführen kann. Ich mache sie über den Tag verteilt, wenn ich telefoniere, eine Speisekarte lese, Hausarbeit erledige oder fernsehe. Beim Erlernen der Übungen dieses Kapitels werden Sie feststellen, dass es überhaupt nicht schwierig ist, sie in Ihren Tagesablauf einzubauen, egal wo Sie sich gerade aufhalten.

Entscheidend ist wie bei allen Gesundheits- oder Fitnessprogrammen, dass Sie von Anfang an regelmäßig üben und das Natürliche Facelifting fest in Ihren Tagesablauf einplanen. Ich schlage Ihnen vor, morgens elf Minuten und abends weitere elf Minuten zu üben. Den besten Erfolg erzielen Sie, wenn Sie sechs bis acht Wochen lang zweimal täglich üben.

Die meisten meiner Klientinnen finden, dass sie nach ein paar Monaten disziplinierten Übens fünf bis zehn Jahre jünger aussehen. Und glauben Sie mir: Das bleibt für andere nicht unbemerkt!

DIE ÜBUNGEN

Es gibt bei meiner Gesichtsgymnastik kein Schnellverfahren, aber die Übungen sind variabel und machen Spaß. Wenn Sie die angestrebten Veränderungen erreicht haben, können Sie zu einem Dauerprogramm zur Aufrechterhaltung Ihrer Schönheit überwechseln und die Übungen jeden zweiten Tag oder immer dann ausführen, wenn Ihr Gesicht sie braucht.

Jetzt ist alles klar, oder? Gut. Speichern Sie alles gut in Ihrem Gedächtnis. Nun wünsche ich Ihnen viel Glück mit dem Natürlichen Facelifting. Ich möchte Sie nochmals daran erinnern: Lesen Sie alle Übungsanleitungen zwei- oder dreimal durch, bevor Sie mit dem Training beginnen, so dass sie Ihnen vertraut werden. Stellen Sie sich die Übungen vor und probieren Sie sie gleich beim Lesen aus. Und schon bald sind Sie auf dem richtigen Weg zu einem jüngeren, strahlenderen Aussehen.

NOCH EINE BEMERKUNG ZU MEINER METHODE

Ein wesentlicher Punkt bei meiner besonderen Gesichtsgymnastik ist die genaue Konzentration auf den Muskel, der gerade trainiert wird, und zwar so lange, bis Sie einen Muskelschmerz verspüren, der von der Milchsäurebildung kommt. Oft legt man die Finger oder Fingerspitzen als Gegengewicht auf die Muskeln, um den Widerstand zu erhöhen. Dies bewirkt, dass der Muskel härter arbeiten muss und dadurch so schnell wie möglich größer und kräftiger wird.

Dann empfehle ich Ihnen noch, dass Sie sich den Fluss der Energie durch Ihre Muskeln vorstellen, während Sie üben. Beim Lesen der nachfolgenden Anleitungen werden Sie öfter Dinge lesen wie: »Folgen Sie dem Energiefluss in Ihrem Gesicht.« Dabei stütze ich mich auf eine Theorie aus der klassischen chinesischen Medizin, wonach die Energie durch unseren Körper in verschiedenen Bahnen fließt. Ich glaube auch, dass es ein Energiefeld um unseren Körper herum gibt. Die Erfahrung hat mir gezeigt, dass manche sich die Übungen leichter vorstellen und merken können, wenn sie Energiefluss und Energiefelder visualisieren oder fühlen. Mit dem Einsatz unserer Vorstellungskraft vollzieht sich der Muskelaufbau rascher, als wenn man darauf verzichtet.

Wenn ich im Text von Energie und Energiefluss spreche, sage ich auch oft, man soll mit den Fingern »klopfen« oder »klopfende Bewegungen« machen. Damit sind schnelle Auf- und Abwärtsbewegungen gemeint, die Ihnen helfen, die Energie zu sehen oder zu fühlen und die Übungen mit optimaler Konzentration auszuführen.

Vergrößerung der Augen

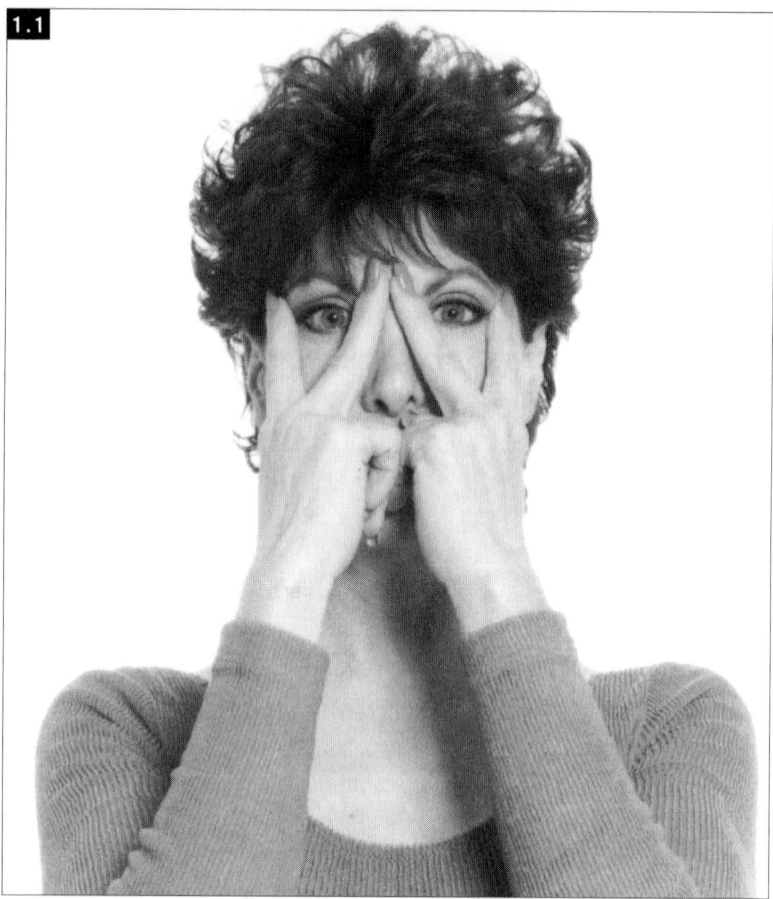

ZIEL

Mit dieser Übung wird der Muskel Orbicularis oculi trainiert, der das ganze Auge umgibt. Er ist einer der wichtigsten Muskeln unseres Körpers, da er die Augen öffnet und schließt. Bei dieser Übung wird Blut in die gesamte Augenpartie gepumpt und das obere und untere Augenlid gekräftigt. Schwellungen unter den Augen werden abgemildert, eingefallene Augenhöhlen angehoben und geweitet. Der Blick wirkt dann offener und lebendiger. Vielleicht fragen Sie sich, wie die Augenhöhlen geweitet werden können. Hier sind die Fakten: Mit zunehmendem Alter verliert der Muskel des oberen Augenlids an Spannkraft und senkt sich, legt sich sozusagen auf die Augenhöhle und verkleinert sie. Gestraffte und angehobene Augenlider haben eine weite und formschöne Augenhöhle zur Folge.

AUSFÜHRUNG Machen Sie diese Übung im Sitzen oder im Liegen. Beide Mittelfinger zwischen die Augenbrauen oberhalb der Nasenwurzel legen und die Zeigefinger jeweils in den äußeren Augenwinkel (Abb. 1.1). Das untere Augenlid stark anspannen und nach oben schieben. Spüren Sie dabei das Pulsieren des äußeren Augenmuskels. Wieder entspannen. Die Übung zehnmal wiederholen mit Konzentration auf den Muskel bei jedem Anspannen (Abb. 1.2). Dann die Spannung halten, die Augenlider fest zusammendrücken und bis 40 zählen, auf den äußeren Augenmuskel konzentrieren. Die Spannung beim Zählen nicht lockern.

ÜBUNG 1

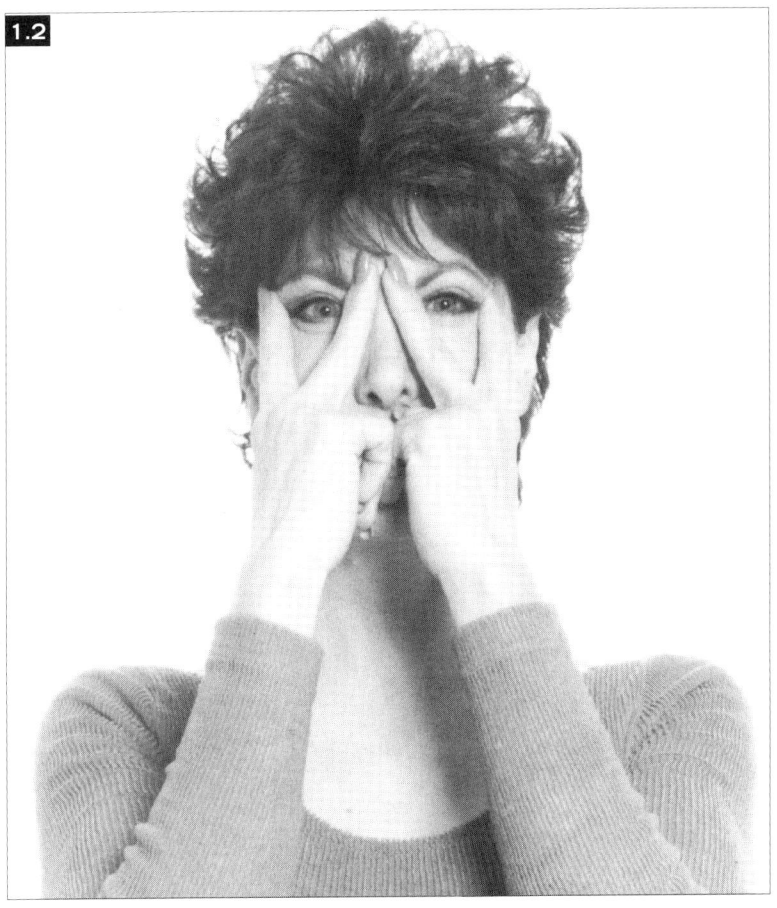

HINWEIS

Wenn Ihre Augen am Morgen geschwollen sind und Sie keine Zeit für ein ganzes Gesichtsgymnastik-Programm haben, machen Sie diese Übung zweimal und legen Sie dann Ihr Make-up auf. Das wird Ihre Augen sichtbar schöner machen.

FÜR FORT-GESCHRITTENE

Wenn Sie diese Übung beherrschen, versuchen Sie die folgende, die noch schneller noch mehr Wirkung erzielt: Machen Sie die Übung im Liegen. Heben Sie den Kopf jedesmal 1 cm vom Bett oder Boden an, wenn Sie anspannen und loslassen. Der Muskel wird so noch mehr beansprucht. Beim zehnten Mal die Spannung halten und die Augen fest schließen. Bis 20 zählen. Dann den Kopf mit fest geschlossenen Augen noch 1 cm anheben und nochmals bis 20 zählen.

WIEDERHOLUNG

Machen Sie diese Augenübung zweimal am Tag. Um große Tränensäcke, stark geschwollene Augen oder tief eingefallene Augenhöhlen zu korrigieren, versuchen Sie es dreimal.

Kräftigung des unteren Augenlids

ZIEL
Diese Übung kräftigt auch den Orbicularis oculi, stärkt das untere Augenlid, vermindert Tränensäcke und hebt tiefliegende Augen an.

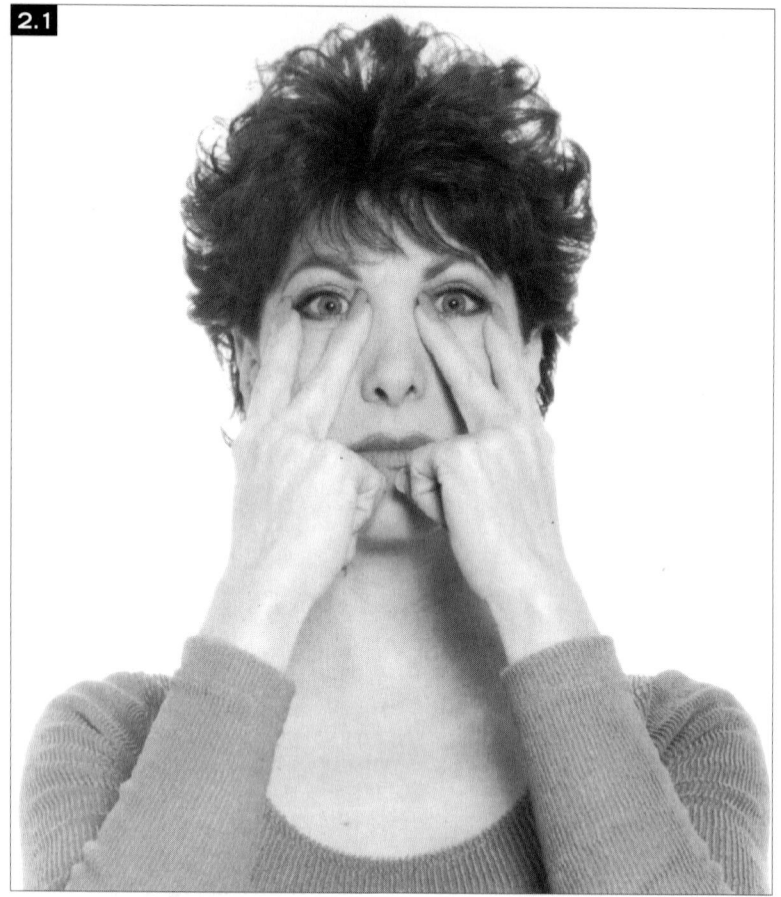

AUSFÜHRUNG Diese Übung kann im Sitzen oder Liegen gemacht werden. Die Zeigefinger an die äußeren, die Mittelfinger an die inneren Augenwinkel legen (Abb. 2.1). Schieben Sie das untere Augenlid kräftig nach oben und spüren Sie dabei das Muskelspiel innen und außen am Auge (Abb. 2.2). Zehnmal anspannen und loslassen. Dabei das obere Augenlid weit geöffnet halten. Dann das untere Lid fest anspannen, nach oben geschoben halten und bis 40 zählen. Die Konzentration liegt bei den Muskeln innen und außen am Auge. Die ganze Übung wiederholen.

ÜBUNG 2

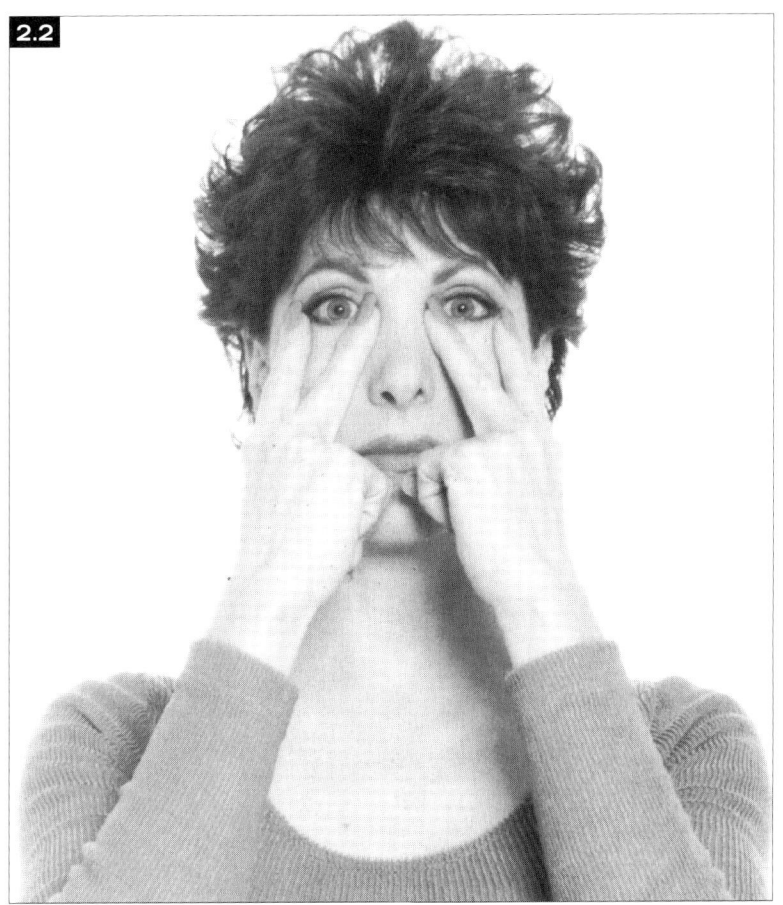

FÜR FORT-GESCHRITTENE

Legen Sie sich hin. Jedesmal wenn Sie das Lid anspannen und loslassen, heben Sie Ihren Kopf 1 cm vom Boden oder Bett hoch. Halten Sie die Spannung und zählen Sie bis 20. Heben Sie den Kopf nochmal 1 cm an und zählen wieder bis 20.

WIEDERHOLUNG

Machen Sie diese Übung zweimal am Tag. Bei stark geschwollenen Tränensäcken empfehle ich drei Wiederholungen pro Tag.

Straffung der Stirn

ZIEL

Diese in vieler Hinsicht wirkungsvolle Übung kräftigt den Epicranius, der die Augenbrauen nach oben zieht, den Frontalis, der die Kopfhaut nach vorne und den Occipitalis, der die Kopfhaut nach hinten zieht, sowie die Galea aponeurotica, die Frontalis und Occipitalis verbindet. Die Falten zwischen den Augenbrauen werden geglättet oder ihr Entstehen wird verhindert. Die Augenbrauen heben sich, was das Absinken der oberen Lider vermindert oder ganz verhindert.

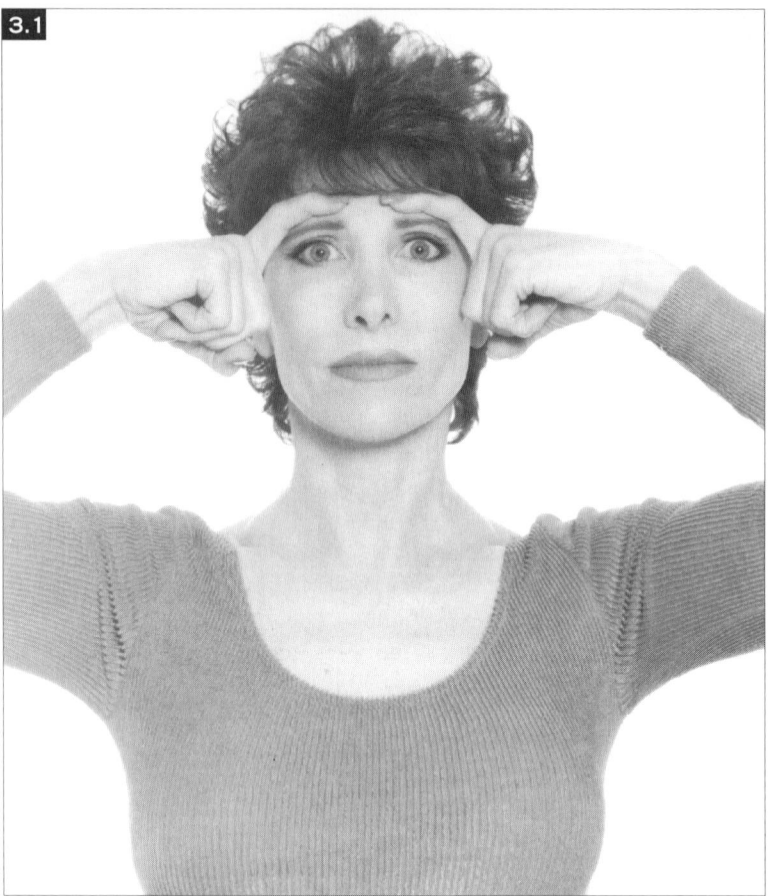

3.1

AUSFÜHRUNG

Im Liegen oder Sitzen legen Sie beide Zeigefinger ganz oben auf die Stirn parallel zu den Augenbrauenbogen (Abb. 3.1) und schieben Sie sie dann nach unten bis auf etwa 1 cm über den Augenbrauen. Drücken Sie die Finger kräftig nach unten und schieben Sie die Augenbrauen nach oben (Abb. 3.2). Zehnmal die Brauen hochschieben und wieder entspannen. Dann halten Sie die Brauen oben, drücken mit den Fingern weiter nach unten und machen Mini-Augenbrauen-Lifts, bis Sie einen Druck oben entlang der Augenbrauen spüren. Die Brauen oben lassen und bis 20 zählen. Entspannen.

ÜBUNG 3

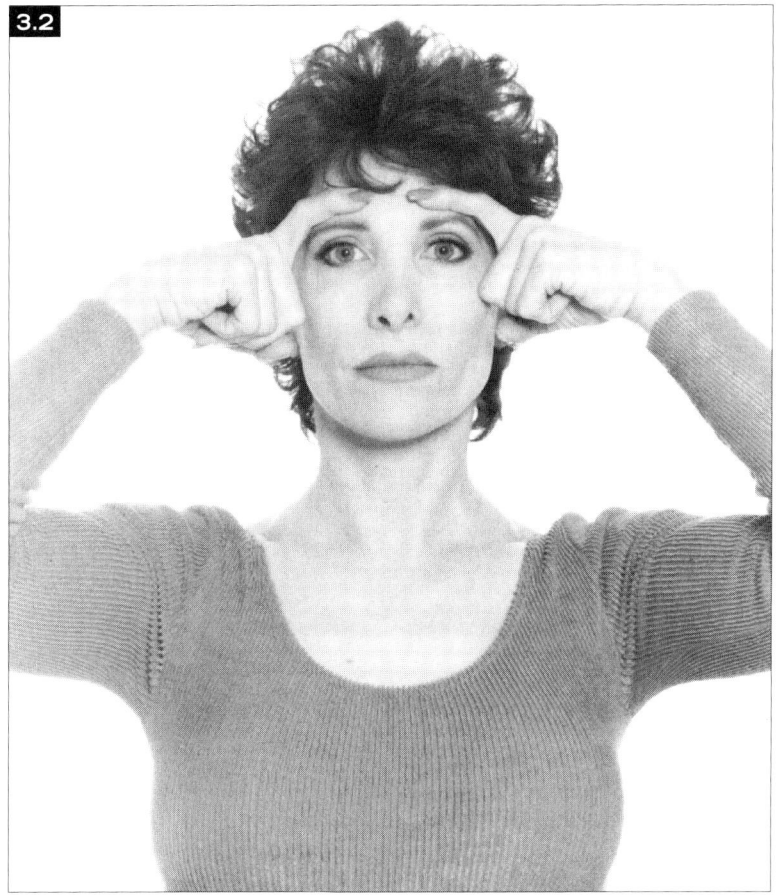

3.2

FÜR FORTGESCHRITTENE

Machen Sie diese Übung im Liegen. Heben Sie bei jedem Hochschieben und Entspannen der Augenbrauen Ihren Kopf etwa 1 cm vom Bett oder Boden an. Spüren Sie den Druck auf der Stirn parallel zu Ihren Brauen. Beim letzten Hochschieben der Augenbrauen den Kopf um 1 cm anheben und bis 20 zählen.

WIEDERHOLUNG

Wiederholen Sie diese Übung zweimal am Tag. Sie hilft dabei, den Kopf frei zu machen und sich wacher zu fühlen. Um eine tiefe Furche zwischen der Augenbrauen zu korrigieren, sollte sie dreimal täglich gemacht werden.

Kräftigung der Wangen

ZIEL
Diese Übung trainiert den Buccinator. Das ist der Muskel, der die Wange im oberen Bereich rundet und auch Bläsermuskel der Wange genannt wird. Ebenso wird der Orbicularis oris, der Ringmuskel um den Mund herum gekräftigt. Die Wangen werden gehoben und vergrößert. Eingefallene Augenhöhlen werden angehoben.

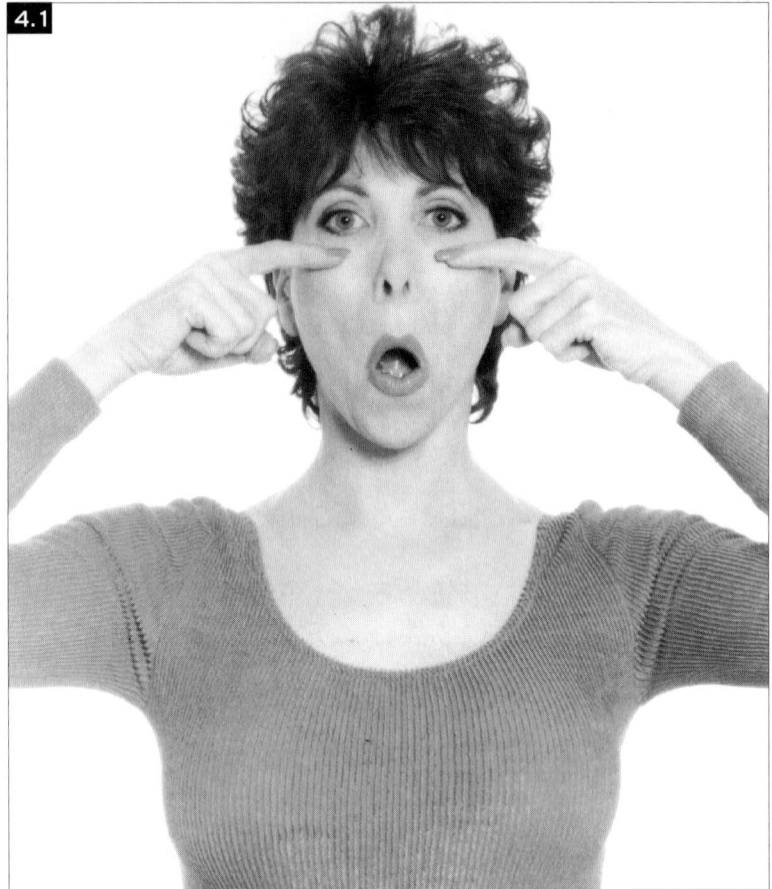

4.1

AUSFÜHRUNG
Setzen oder legen Sie sich hin. Legen Sie die Zeigefinger oben auf die Rundung der Wangen, öffnen Sie den Mund und schieben Sie Ober- und Unterlippe weit auseinander. Formen Sie mit den Lippen ein langes »O« und halten Sie dieses ganz fest. Die Oberlippe drückt dabei fest auf die Zähne (Abb. 4.1). Mit den Mundwinkeln lächeln, dann loslassen (Abb. 4.2). 35-mal wiederholen und dabei die Bewegung der Wangenmuskeln unter den Zeigefingern spüren. Visualisieren Sie das Hochschieben des Muskels bei jedem Lächeln. Ihre Muskeln müssen kräftig mitarbeiten. Nach dieser Übung spüren Sie mehr Energie im Gesicht.

ÜBUNG 4

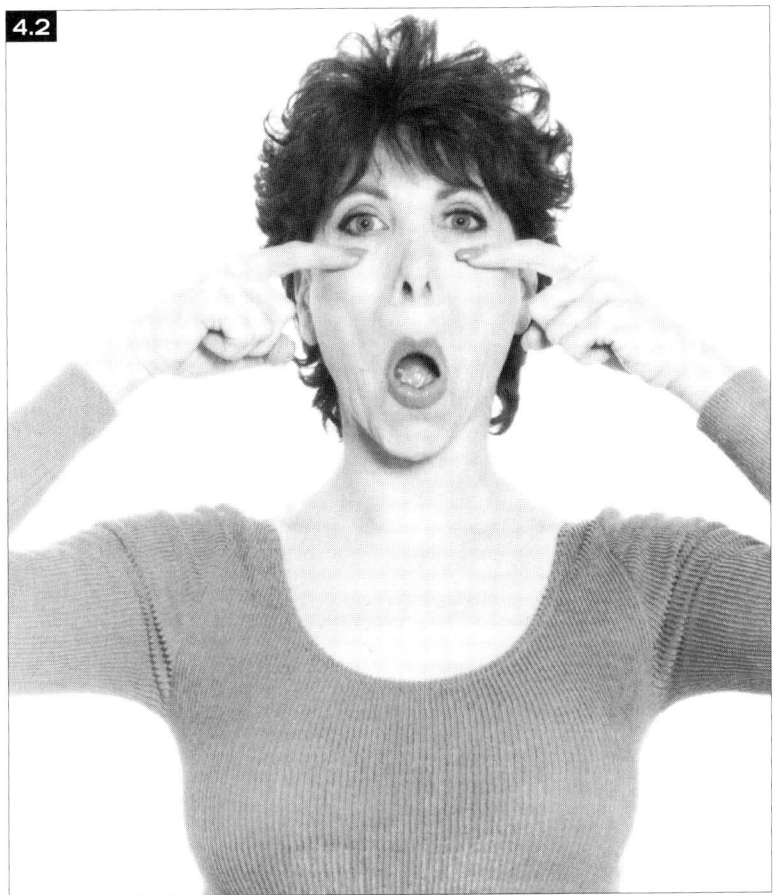

4.2

FÜR FORT-GESCHRITTENE

Sie haben es bereits erraten! Wir heben wieder den Kopf an, und zwar 1 cm vom Boden bei jedem Lächeln und Wangenhochschieben.

WIEDERHOLUNG

Diese Wangenübung mindestens zweimal täglich wiederholen. Sie kann leicht beim Spazierengehen oder Fernsehen gemacht werden.

Vitalisierung des Gesichts

ZIEL

Obwohl diese Übung scheinbar der Wangenübung ähnelt, möchte ich Sie doch auf einen entscheidenden Unterschied hinweisen: Die Wangenübung macht die Wangen voller, während die Gesichtsvitalisierungsübung mit Hilfe der Geist-Muskel-Verbindung gegen die ausleiernde Wirkung der Schwerkraft arbeitet. Der Quadratus labii superioris wird gestärkt, so dass die Gesichtshaut nicht so sehr nach unten absinkt. Der harte Ausdruck eines gestressten Gesichts verschwindet, die Blutzirkulation wird erheblich verbessert und das Gesicht bekommt einen rosig schimmernden Teint.

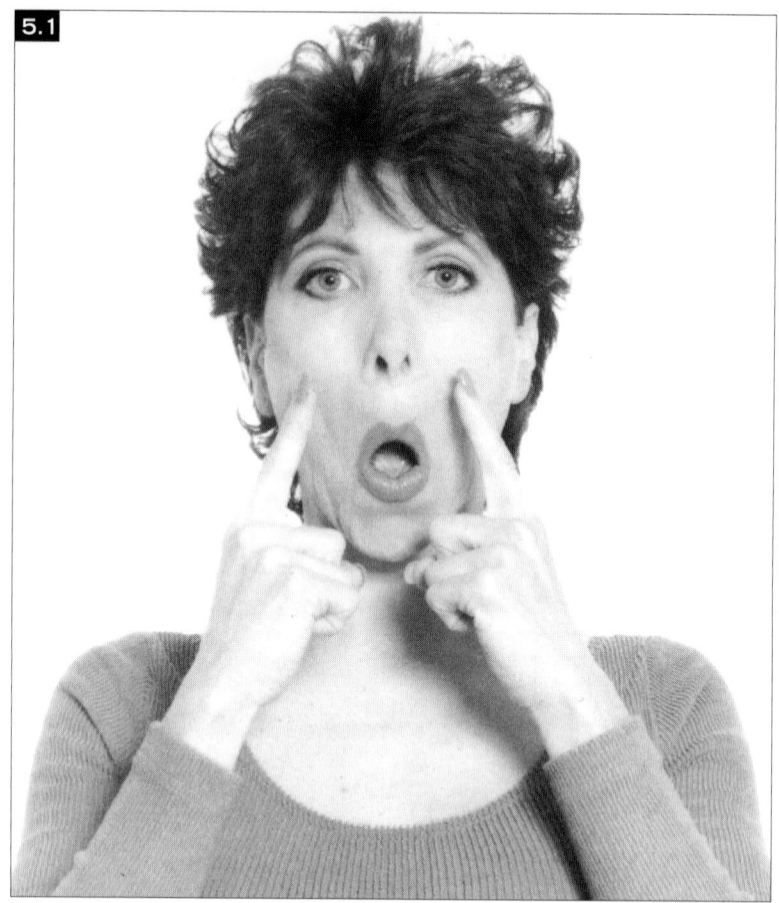

5.1

AUSFÜHRUNG Legen Sie sich hin. Ziehen Sie die Lippen auseinander und formen Sie ein langes »O« mit dem Mund. Legen Sie die Zeigefinger oben auf die Wangen als leichten Widerstand und drücken Sie die Oberlippe fest gegen die Zähne (Abb. 5.1). Mit den Mundwinkeln lächeln, dann entspannen. Fühlen Sie, wie sich die Wangen unter den Zeigefingern bewegen. Stellen Sie sich vor, wie Sie den Wangenmuskel bei jedem Lächeln nach oben schieben. 10-mal wiederholen. Beim zehnten Mal ziehen Sie die Lippen mit aller Kraft auseinander und stellen sich vor, wie Ihre Wangen durch die Schädeldecke zur Zimmerdecke hinaufsteigen. Halten Sie die Spannung bis 30. Dann die Zeigefinger lösen, im Abstand von etwa 1 cm vor dem Gesicht halten und nach oben wandern lassen bis

ÜBUNG 5

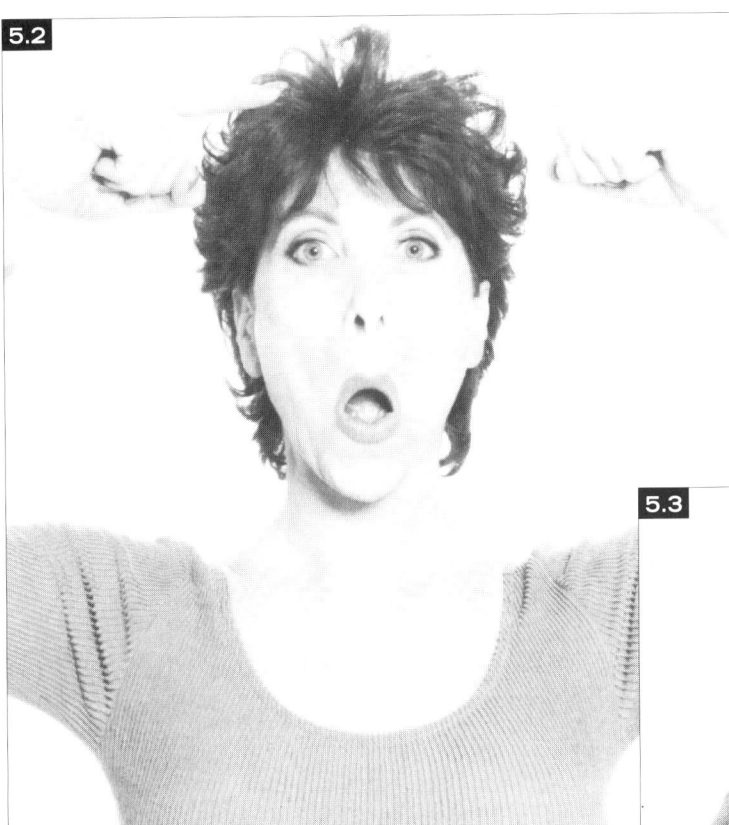

FÜR FORT-GESCHRITTENE

Heben Sie den Kopf 1 cm vom Bett oder Boden hoch, während Sie lächeln, und lassen Sie wieder los. 10-mal wiederholen. Die Wangenmuskeln die ganze Zeit über anspannen. Dann wie beschrieben fortfahren.

zur Schädeldecke (Abb. 5.2). (Dies hilft Ihnen, das Energiefeld um Ihren Körper herum zu bewegen, während Sie visualisieren, wie die Wangen nach oben steigen und den Kopf verlassen.) Jetzt heben Sie den Kopf 1 cm an, halten ihn gerade und zählen bis 30 (Abb. 5.3).

WIEDERHOLUNG

Machen Sie diese Übung zweimal am Tag. Wenn Sie unter Stress leiden, dann öfter. Manche Menschen verspüren einen Muskelkater in ihrem Gesicht am Tag, nachdem sie die Übung die ersten zwei Male gemacht haben. Das ist ein Zeichen dafür, dass der Muskel stärker wird.

Verkürzung der Nase

ZIEL

Wie ich schon gesagt habe, wächst unsere Nase das ganze Leben lang. Die Nasenspitze wird breiter und fällt mit dem Alter nach unten ab. Diese Nasenübung strafft und kürzt die Nasenspitze. Sie arbeitet dabei am Depressor septii.

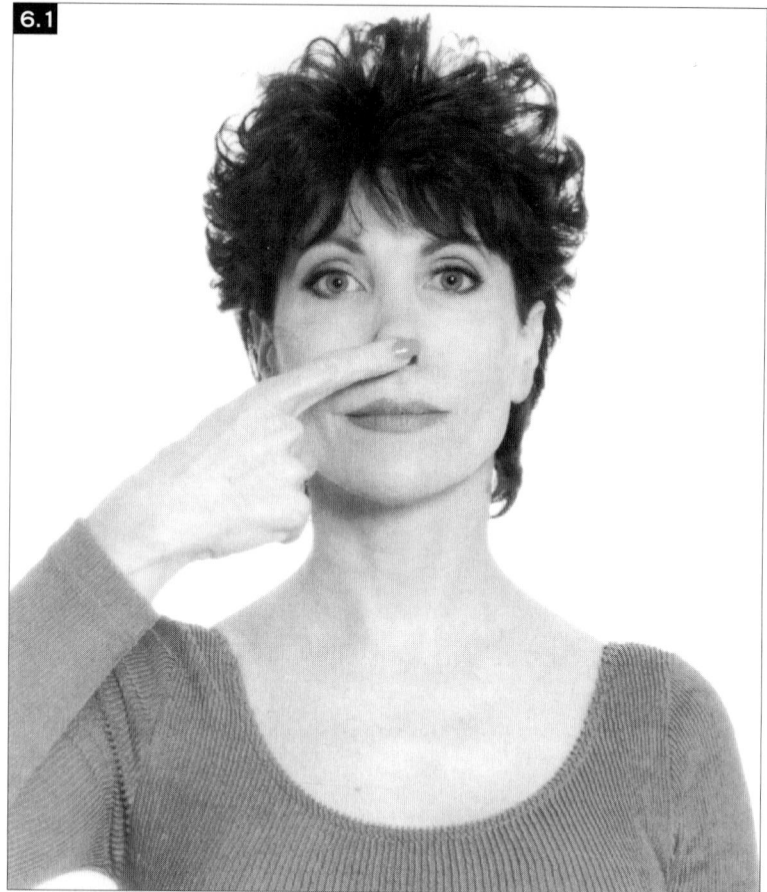

6.1

AUSFÜHRUNG

Setzen oder legen Sie sich hin. Drücken Sie mit dem Zeigefinger die Nasenspitze nach oben und halten Sie sie dort (Abb. 6.1). Ziehen Sie die Nase nach unten, indem Sie die Oberlippe nach unten gegen die Zähne pressen. Eine Sekunde lang halten, dann die Lippe entspannen (Abb. 6.2). 35-mal wiederholen. Fühlen Sie, wie die Nasenspitze jedesmal gegen den Finger drückt. Dabei regelmäßig atmen. Das fördert die Konzentration. Bei sorgfältiger Übung verbessern sich Blutzirkulation und Sauerstoffzufuhr in der Oberlippe und der Nase. Nach 35 Wiederholungen fühlen Sie sich entspannt und haben einen klaren Kopf.

ÜBUNG 6

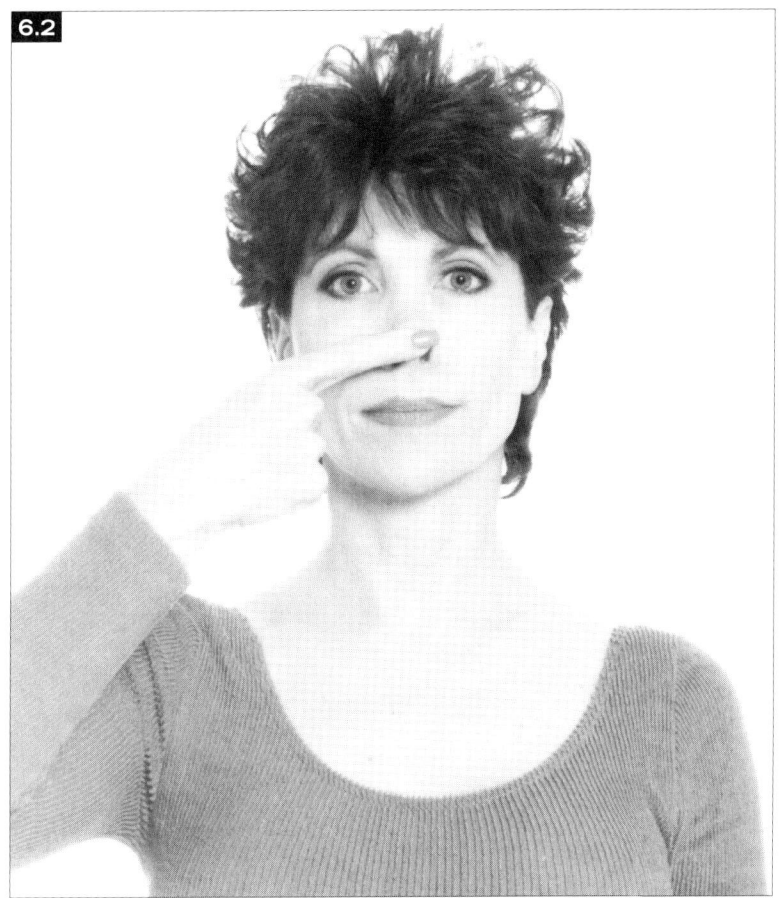

6.2

HINWEIS
Einige meiner Klientinnen mit Nasenoperationen berichten, dass ihre Nase nach einigen Wochen regelmäßigen Übens eine natürlichere Form bekommen hat.

FÜR FORT-GESCHRITTENE
Üben Sie im Liegen. Heben Sie den Kopf 1 cm vom Bett oder Fußboden an, jedesmal, wenn Sie die Oberlippe nach unten ziehen, und dann wieder loslassen.

WIEDERHOLUNG
Machen Sie die Nasenübung einmal am Tag. Zur Korrektur einer sehr langen oder breiten Nase sollten Sie sie zweimal täglich machen.

Anheben der Mundwinkel

ZIEL
Mit zunehmendem Alter leiert der Zygomaticus aus und die Mundwinkel senken sich ab. Diese Übung stärkt die Mundwinkel und zieht sie nach oben.

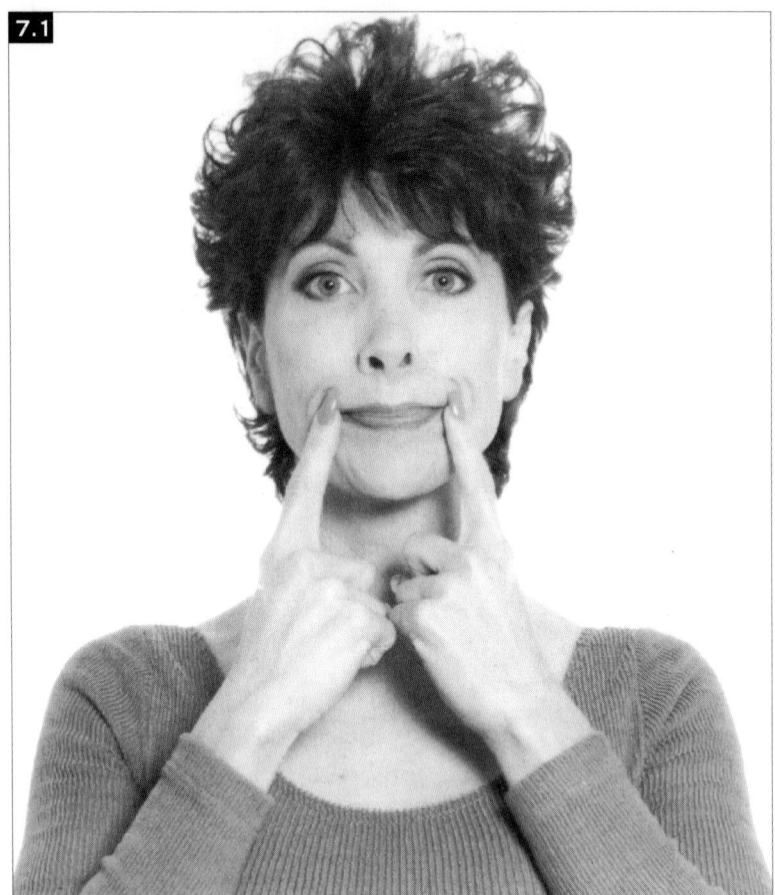

7.1

AUSFÜHRUNG Man kann die Übung im Sitzen oder Liegen ausführen. Schließen Sie die Lippen. Ziehen Sie die Mundwinkel nach innen, indem Sie fest daran saugen und einen Knoten zwischen den Backenzähnen bilden. Beißen Sie die Zähne nicht aufeinander und atmen Sie regelmäßig. Legen Sie die Zeigefinger sanft an die Mundwinkel (Abb. 7.1). Saugen Sie weiter an den Mundwinkeln und stellen Sie sich vor, wie sich die Mundwinkel zu einem kleinen Lächeln nach oben schieben und dann wie bei einem finsteren Blick wieder ein wenig nach unten bewegen. Stellen Sie sich diese Bewegungen langsam vor. Machen Sie mit den Fingern kleine Klopfbewegungen nach oben und unten von den Mundwinkeln weg. Folgen Sie dabei dem Energiefluss, in den

ÜBUNG 7

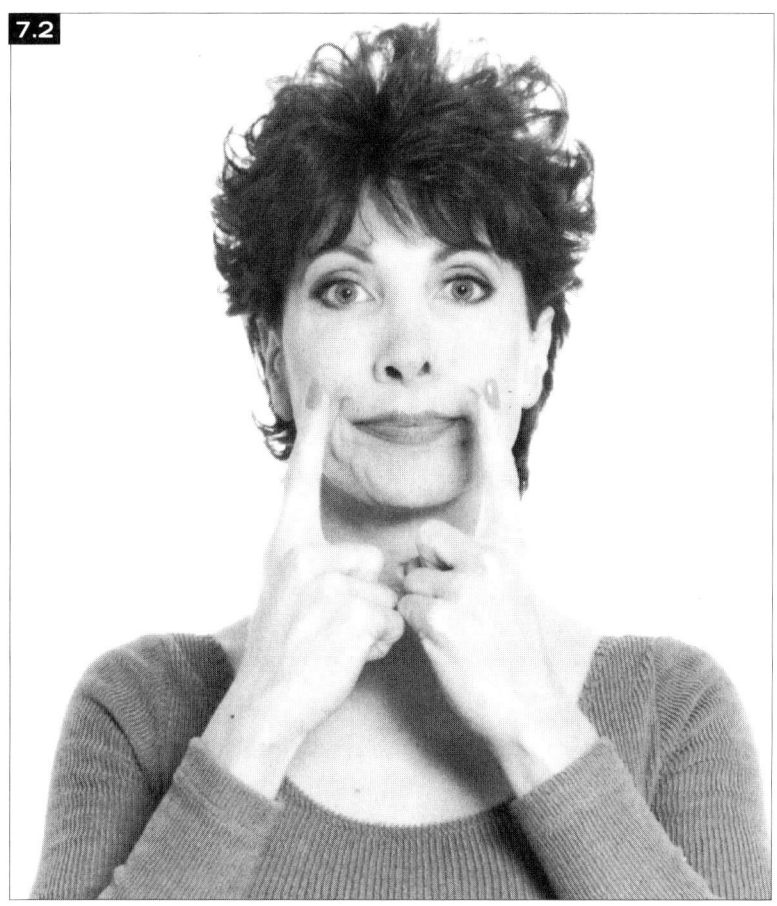

7.2

Mundwinkeln (Abb. 7.2), bis Sie einen Muskelschmerz an den Mundwinkeln verspüren. Dann zählen Sie bis 20 und klopfen mit den Fingern in Abständen von 1 cm weiter. Das intensiviert den Schmerz.

FÜR FORTGESCHRITTENE

Bei jeder Visualisierung der Bewegung der Mundwinkel nach oben und unten heben Sie den Kopf 1 cm vom Boden oder Bett an. Wenn Sie den Muskelschmerz fühlen, halten Sie den Kopf oben und zählen bis 30. Klopfen Sie dabei mit den Fingern immer von oben nach unten und wieder zurück.

WIEDERHOLUNG

Der Erfolg dieser Übung hängt stark vom Einsatz Ihrer Geist-Muskel-Verbindung ab. Stellen Sie sich vor, wie die Mundwinkel etwa 1 cm nach oben und unten gehen, während Sie gleichzeitig mit den Zeigefingern klopfen. Dies ist eine geistige, keine physische Bewegung! Wiederholen Sie die Mundwinkelübung zweimal am Tag.

Verschönerung der Lippen

ZIEL
Durch Training des Orbicularis oris um den Mund herum bewirkt diese Übung, dass der Mund voller, jünger und formschöner aussieht. Die Lippen werden runder und die Fältchen über der Oberlippe geglättet.

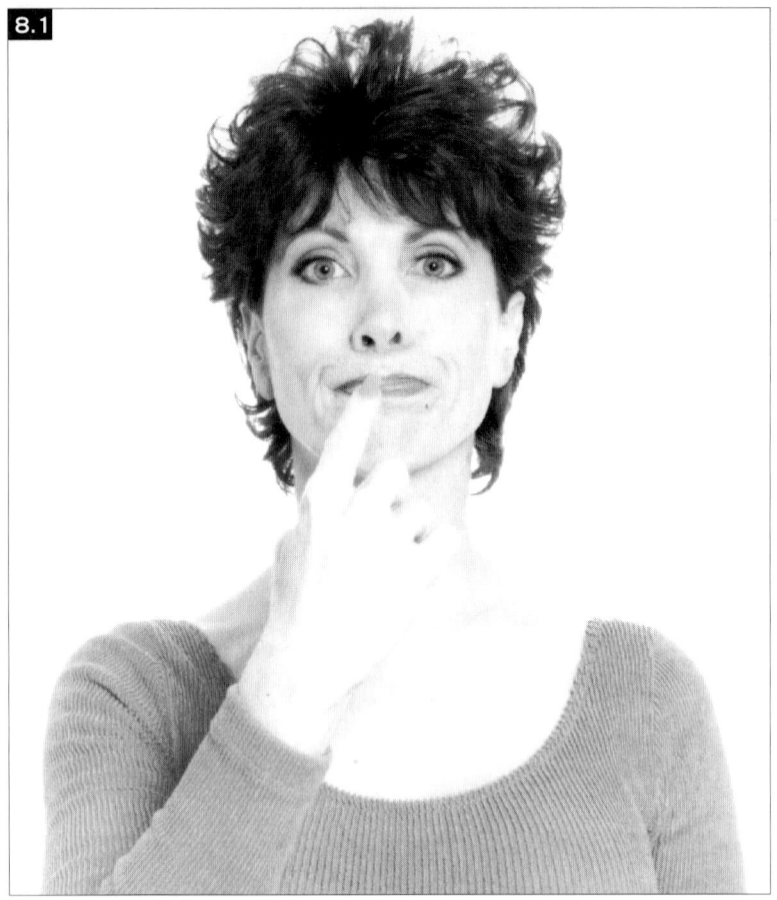

8.1

AUSFÜHRUNG Setzen oder legen Sie sich hin. Schließen Sie die Lippen, ohne die Zähne aufeinanderzubeißen. Legen Sie die Spitze des Zeigefingers in die Mitte zwischen Ober- und Unterlippe. Pressen Sie die Lippen fest aufeinander und stellen sich vor, Ihr Finger wäre ein Bleistift, den Sie zusammendrücken (Abb. 8.1). Ziehen Sie den Finger langsam aus dieser Position und fühlen und sehen Sie ihn weiterhin als Bleistift. Ziehen Sie den Energiepunkt heraus und verlängern Sie den imaginären Bleistift, bis Sie einen Muskelschmerz verspüren (Abb. 8.2). Klopfen Sie mit dem Finger schnell auf und ab und zählen dabei bis 30.

ÜBUNG 8

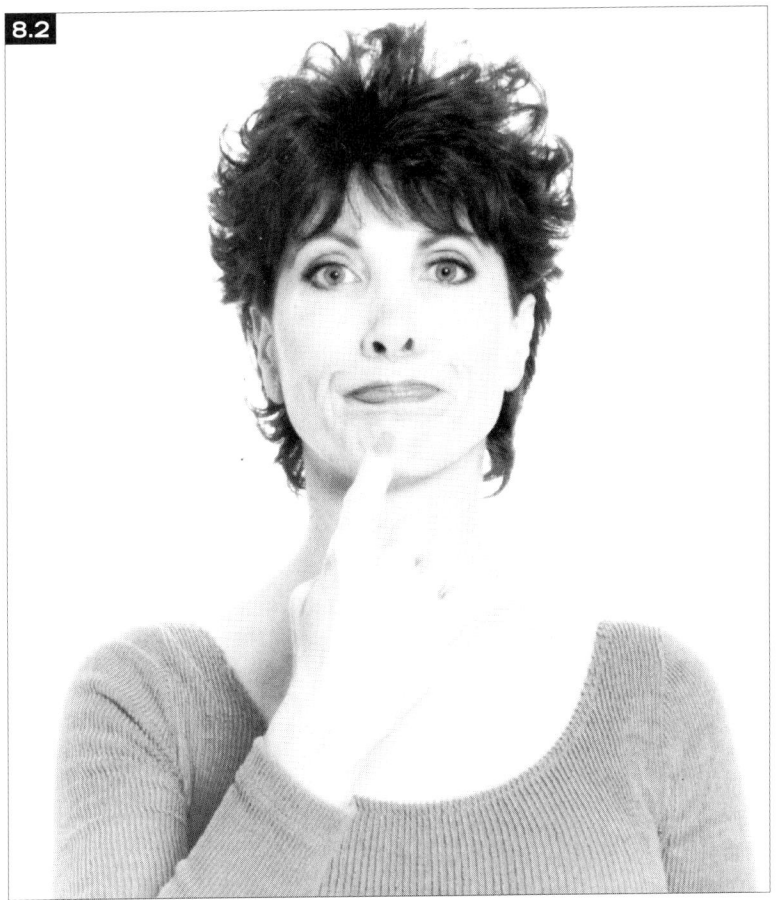

8.2

FÜR FORTGESCHRITTENE

Legen Sie sich hin und heben Sie den Kopf 2 cm vom Bett oder Boden an, sobald Sie den Muskelschmerz spüren. Halten Sie die Position und klopfen mit dem Finger schnell auf und ab, um die Anspannung zu verstärken. Zählen Sie dabei bis 30.

WIEDERHOLUNG

Machen Sie diese Lippenübung zweimal am Tag, um dünne Lippen aufzupolstern. Sie ist auch sehr wirksam gegen ständig verspannten Mund.

Glättung der seitlichen Mund-Nasen-Falten

ZIEL
Diese kleine Übung kann Ihrem Gesicht zu einer deutlichen Verschönerung verhelfen. Durch den Aufbau des Dilator naris anterior und des Dilator naris posterior werden tiefe Furchen zwischen Nase und Mundwinkeln aufgefüllt und Alterslinien geglättet.

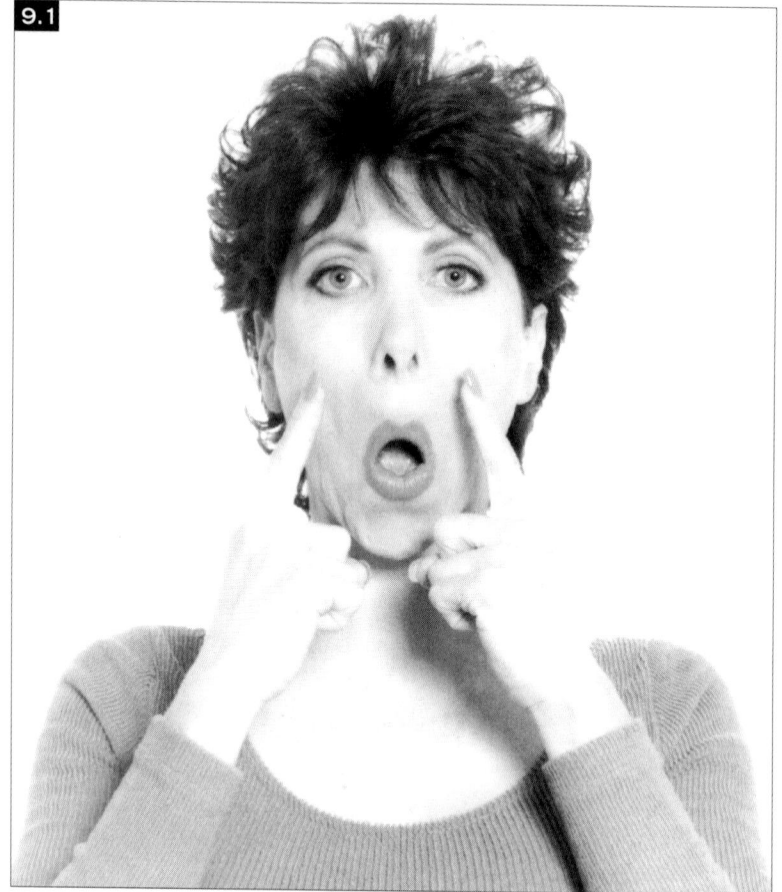

9.1

AUSFÜHRUNG Am besten sitzen Sie bei dieser Übung aufrecht. Öffnen Sie den Mund und formen Sie ein langes »O« (Abb. 9.1). Ziehen Sie die oberen Mundwinkel zu einem Lächeln hoch; dabei nur die Oberlippe bewegen. Ziehen Sie gleichzeitig Ihre Nase gekräuselt nach oben wie ein Kaninchen. Halten Sie die Oberlippe fest gegen die Zähne gepresst und schieben Sie sie kräftig nach unten (Abb. 9.2). Sie werden den Zug auf beiden Seiten der Nase spüren. Wichtig ist das kaninchenhafte Hochziehen und In-Falten-legen der Nase bei jedem Lächeln oder Einziehen der Oberlippe, denn dies lässt die Energie seitlich an der Nase hoch strömen. Zeichnen Sie mit den Fingerspitzen die Energielinien seitlich entlang der Nase nach oben und nach unten.

ÜBUNG 9

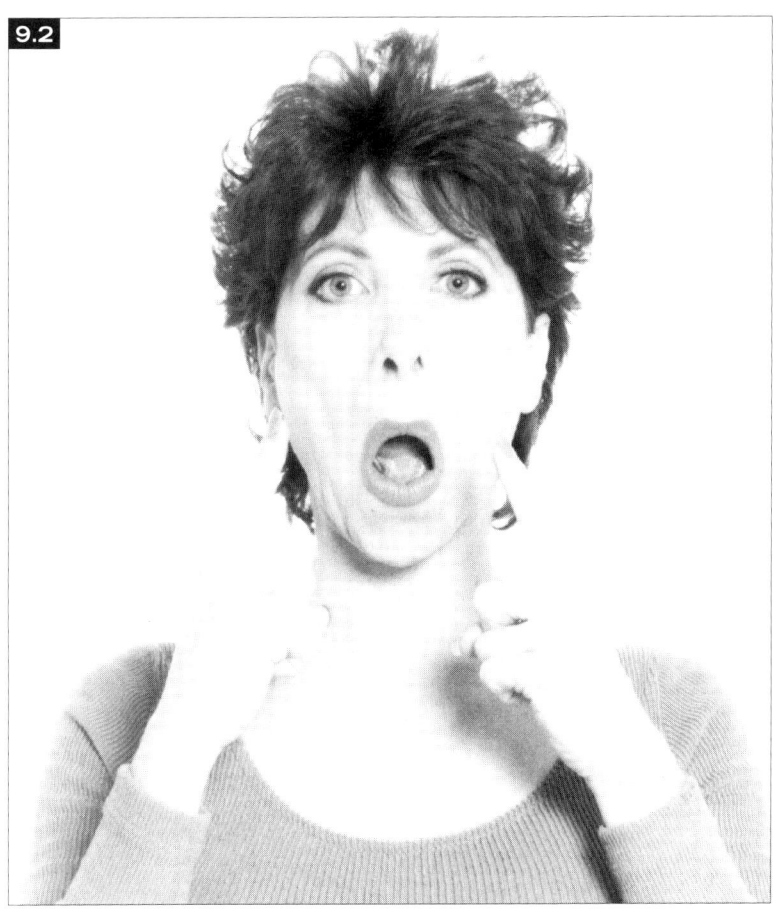

9.2

Lassen Sie die Energie hinauf- und hinunterfließen, bis Sie einen Muskelschmerz entlang der Mund-Nasen-Falte spüren. Halten Sie die Position mit gekräuselter Nase und klopfen Sie schnell mit den Fingern von oben nach unten und zurück. Zählen Sie dabei bis 20.

WIEDERHOLUNG

Mit der Kraft der Geist-Muskel-Verbindung kann der Muskelschmerz intensiviert und der Muskel rascher gekräftigt werden. Machen Sie diese Übung zweimal täglich oder auch öfter, wenn Ihre Mund-Nasen-Falten sehr ausgeprägt sind.

Kräftigung des Halses

ZIEL

Diese Übung kräftigt den Platysma, Sternocleidomastoideus und den Trapezius, lauter Halsmuskeln. Durch das Training dieser wichtigen Muskeln, die den Kopf aufrecht halten, wird gleichzeitig die Haut gestrafft und gefestigt, sodass einer schlaffen Haut am Hals entgegengewirkt wird. Nach einigen Tagen Halsmuskeltraining wird sich Ihr Hals kräftiger anfühlen und Sie können Ihren Kopf höher tragen. Das ist gut für die Haltung und natürlich auch für Ihr Selbstvertrauen.

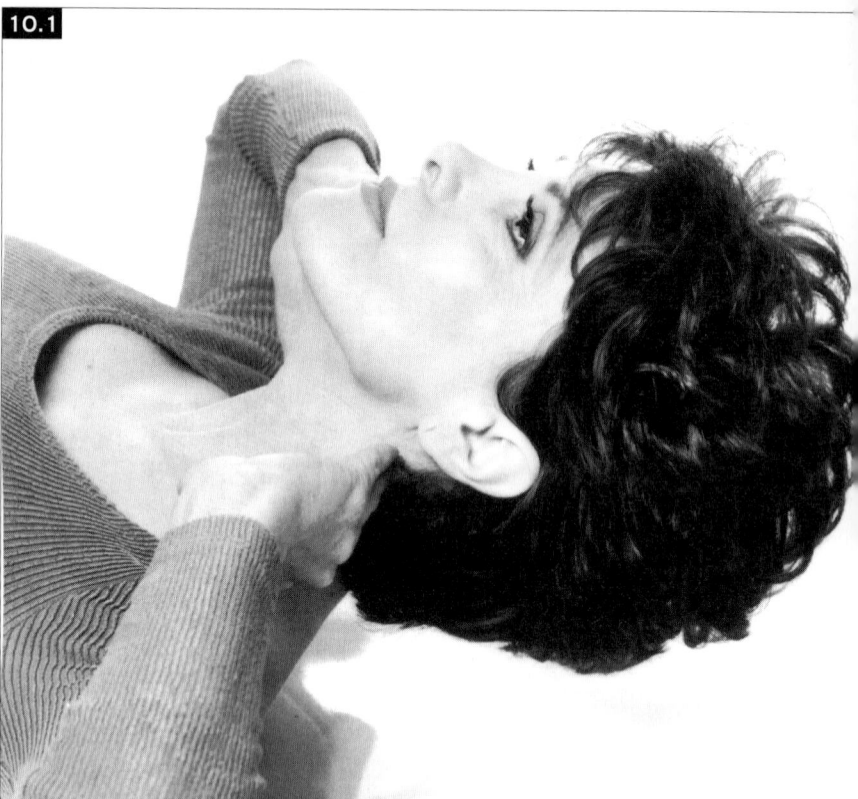

10.1

AUSFÜHRUNG

Am besten legen Sie sich hin. Fassen Sie mit den Fingerspitzen an beide Seiten des Halses unterhalb der Ohren. Drücken Sie die Fingerspitzen in den Hals (Abb. 10.1). Heben Sie den Kopf 1 cm vom Boden oder Bett; dabei übernimmt die Vorderseite des Halses die Führung. Dann den Kopf wieder absenken (Abb. 10.2). 25-mal wiederholen. Spüren Sie, wie die Muskeln sich jedesmal anspannen. Legen Sie die Hände neben dem Körper ab, heben Sie Kopf und Schultern hoch, drehen Sie den Kopf nach beiden Seiten und legen ihn dann wieder ab. Machen Sie das vor jeder Wiederholung (Abb. 10.3 und 10.4). 20-mal wiederholen.

WIEDERHOLUNG

Machen Sie die Halsmuskelübung einmal pro Tag, wenn Sie einen dicken und zweimal, wenn Sie einen langen, dünnen Hals haben.

ÜBUNG 10

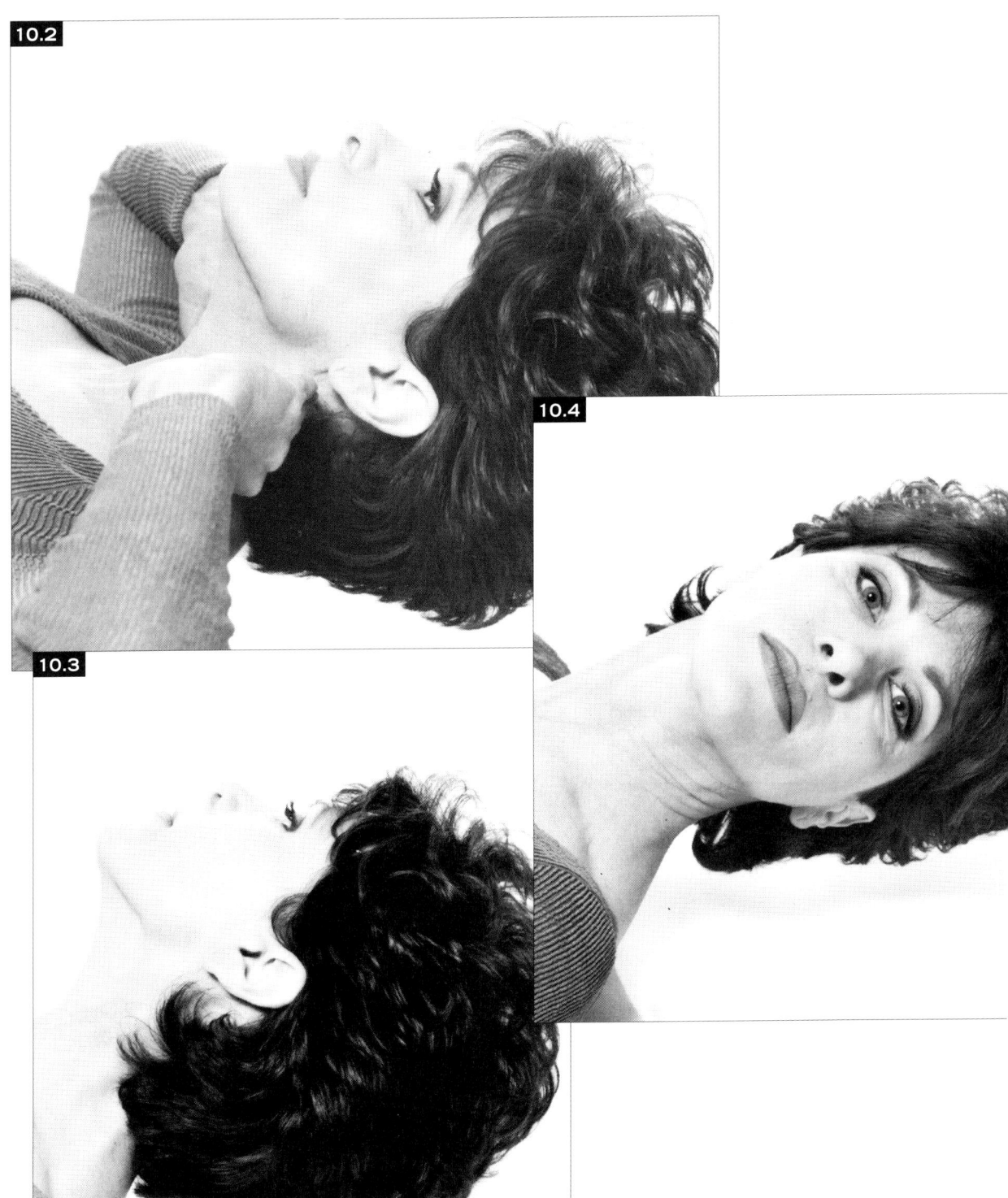

Kräftigung des Kinns

ZIEL
Diese Übung unterstützt den Kinnmuskel Pterygoidus internus. Durch seinen Aufbau werden Hängebäckchen nach oben gezogen und eine ungleichmäßige Kinnlinie mit überhängender Haut geglättet.

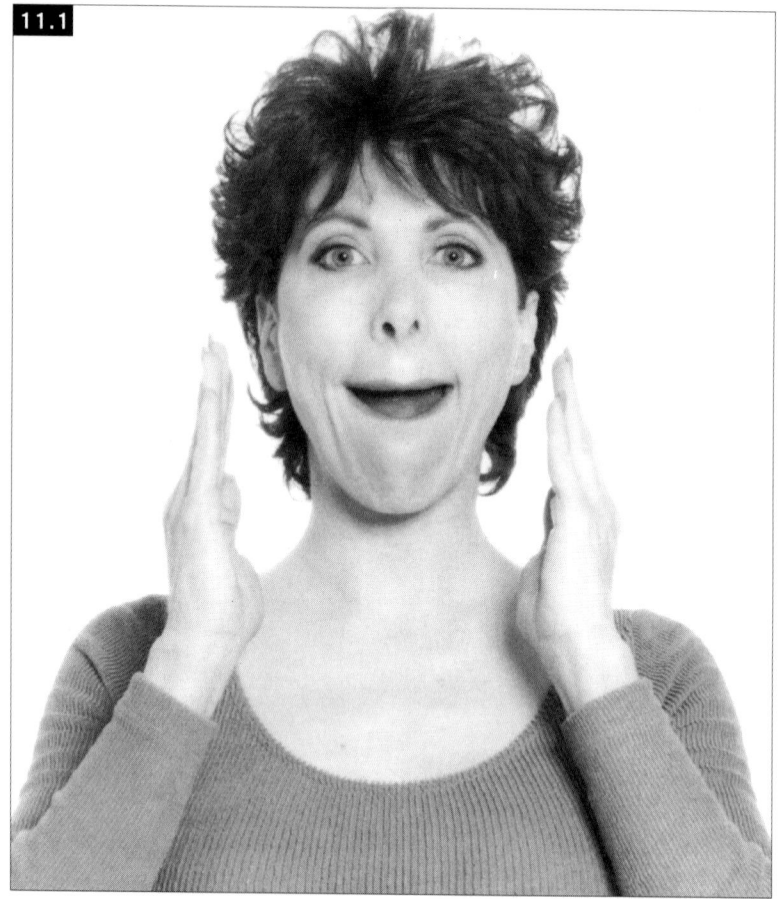

11.1

AUSFÜHRUNG Setzen Sie sich, öffnen Sie den Mund. Ziehen Sie die Unterlippe straff über die unteren Zähne und rollen Sie sie nach innen. Schieben Sie die Mundwinkel nach hinten, dann nach innen und verankern Sie sie dort. Die Oberlippe muss fest gegen die Zähne gepresst bleiben (Abb. 11.1). Den Unterkiefer mit Hilfe der Mundwinkel wie einen Bagger heben und senken. Stellen Sie sich dabei vor, Sie würden etwas mit Ihrem Kiefer aufheben. Schieben Sie das Kinn beim »Baggern« 1 cm nach oben. Stellen Sie sich vor, wie Ihr Gesicht seitlich geliftet wird. Halten Sie die Hände seitlich etwa 1 cm weg von Ihrem Gesicht und helfen Sie mit, das Energiefeld des Gesichts nach oben zu schieben. An diesem Punkt wird Ihr Kopf nach hinten fallen. Ihr Kinn sollte jetzt

ÜBUNG 11

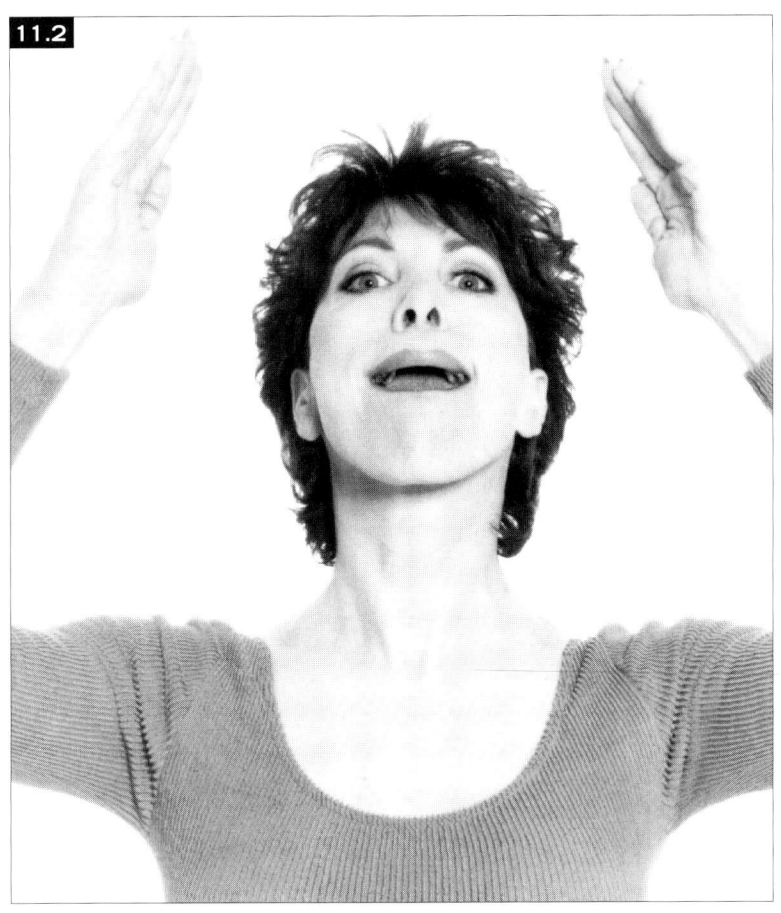

11.2

zur Decke zeigen (Abb. 11.2). »Baggern« Sie langsam weiter und visualisieren Sie, wie Ihr Gesicht seitlich angehoben wird. Nachdem Sie diese Übung etwa sechsmal bewusst ausgeführt haben, sollten Sie einen Muskelschmerz spüren. Dann halten Sie diese Stellung und zählen bis 20.

WIEDERHOLUNG

Diese Kinnübung sollte mindestens zweimal täglich gemacht werden. Sie verschönert Ihr Gesicht und beugt künftigen Hängebäckchen vor.

Weiten des Gesichts

ZIEL
Diese Übung eignet sich besonders für lange, schmale Gesichter. Mehrere Gesichtsmuskeln werden trainiert, eingefallene Wangen ausgefüllt. Das Gesicht wird voller und sieht nicht mehr so hager und »hexenartig« aus.

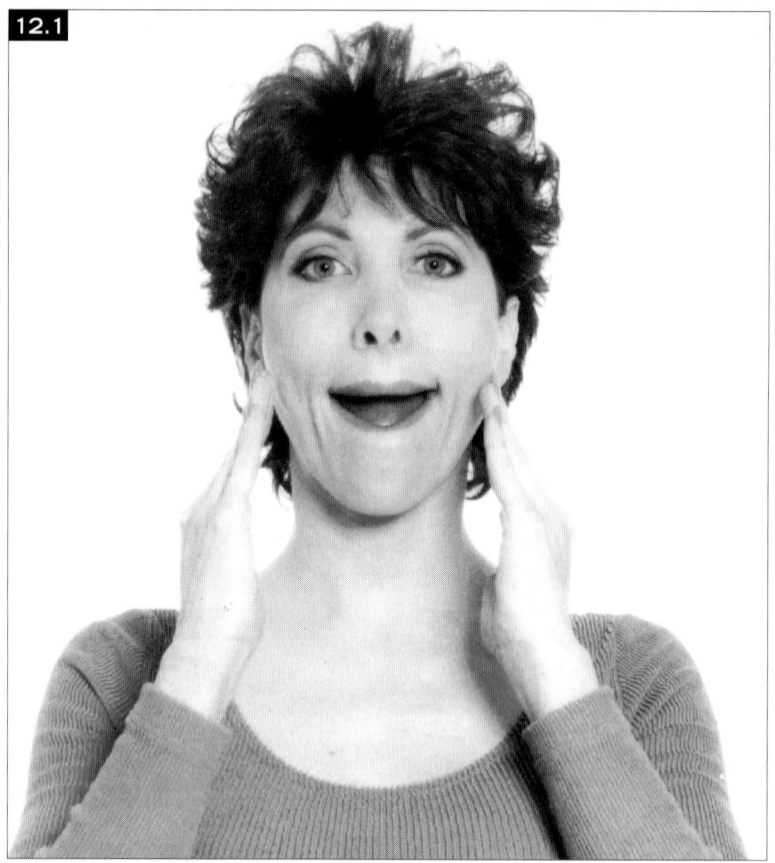

12.1

AUSFÜHRUNG Machen Sie diese Übung im Sitzen oder Liegen. Öffnen Sie den Mund, ziehen Sie die Mundwinkel zu den Backenzähnen nach innen und verankern Sie sie dort. Pressen Sie die Oberlippe gegen die Zähne (Abb. 12.1). Stellen Sie sich große, volle Wangen vor, wie sie aus den Mundwinkeln heraustreten und die hagere Stelle ausfüllen. Legen Sie die Fingerspitzen an die Mundwinkel und bewegen Sie sie dann langsam seitlich vom Gesicht weg. Die Mundwinkel fest eingerollt halten (Abb. 12.2). Fahren Sie fort, bis Sie einen Muskelschmerz spüren. Dann den Kopf etwa 2 cm anheben, halten und bis 35 zählen. Jetzt sind Ihre Finger etwa 5 cm neben dem Gesicht. Machen Sie schnelle, kleine Kreise mit den Händen, um die Anspannung zu intensivieren.

ÜBUNG 12

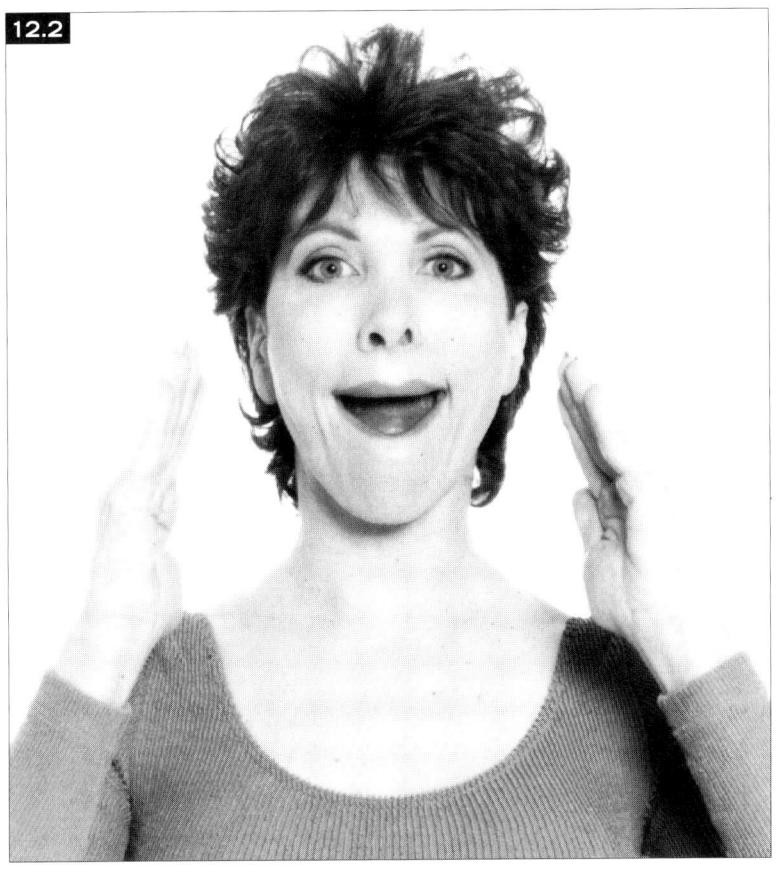

12.2

WIEDERHOLUNG

Sie sollten diese Übung zweimal täglich machen, wenn Sie ein schmales, hageres Gesicht korrigieren wollen. Wenn Sie Ihr Gesicht als zu voll empfinden, lassen Sie diese Übung weg.

Ein schmaleres Gesicht

ZIEL
Diese Übung macht ein volles Gesicht schmaler und straffer. Durch die Stärkung des Buccinator wird der gesamte Gesichtsmuskeltonus verstärkt. Wenn Sie ein schmales Gesicht haben, machen Sie diese Übung höchstens einmal am Tag.

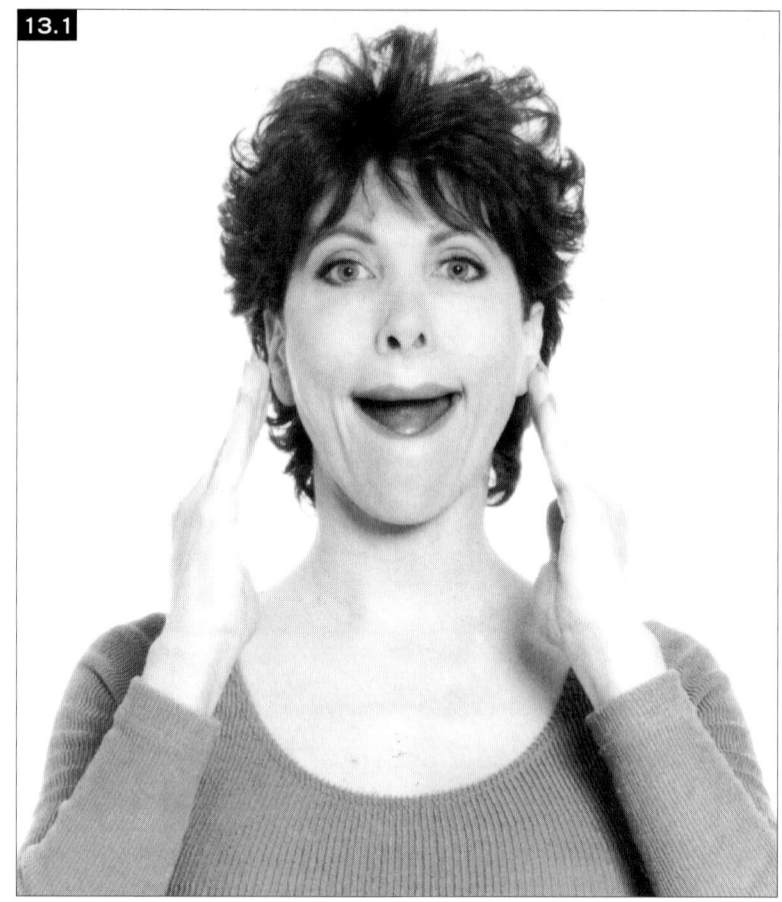

13.1

AUSFÜHRUNG
Versuchen Sie die Übung im Sitzen oder Liegen. Öffnen Sie den Mund und ziehen Sie die Lippen fest nach innen über die Zähne. Die Mundwinkel werden ebenfalls nach innen über die Backenzähne gezogen und fest verankert (Abb. 13.1). Setzen Sie die Kraft Ihrer Geist-Muskel-Verbindung ein und stellen Sie sich vor, wie die Seiten Ihres Gesichts heraustreten, nach hinten hinter die Kieferlinie und dann nach oben bis zum Scheitel wandern. Legen Sie eine Hand an jede Seite und bewegen Sie sie ebenfalls nach oben, während Sie sich vorstellen, wie Ihr Gesicht nach oben geht (Abb. 13.2). Fahren Sie fort, bis Sie einen Muskelschmerz spüren. Dann halten und, falls Sie liegen, den Kopf 2 cm anheben; bis 30 zählen.

ÜBUNG 13

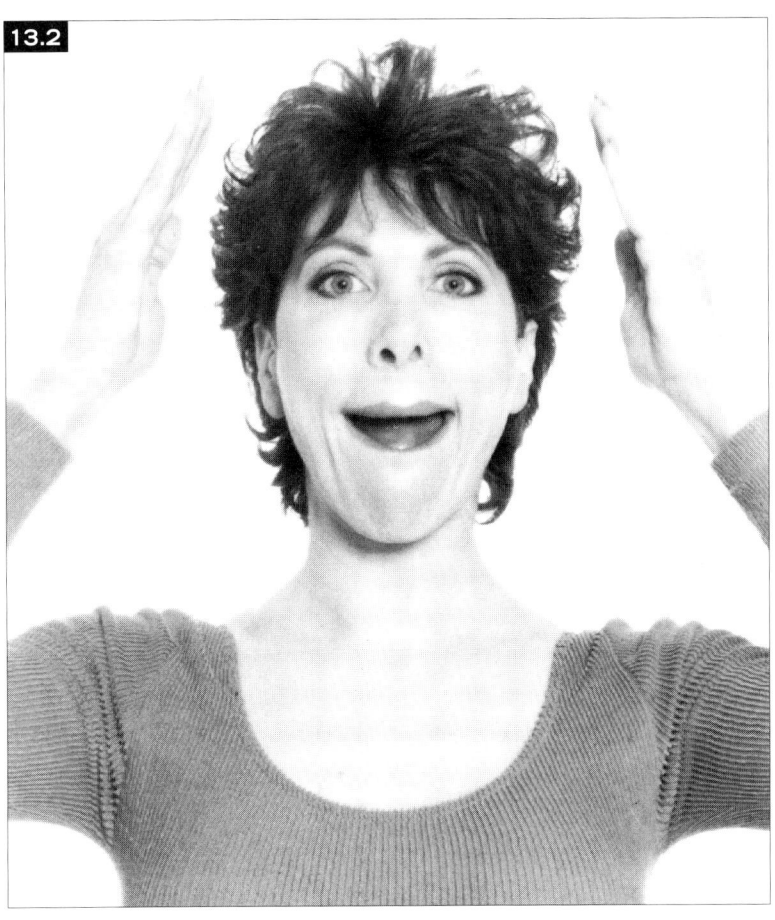

13.2

WIEDERHOLUNG

Machen Sie diese Übung zweimal am Tag, wenn Sie ein sehr volles Gesicht oder ausgeprägte Hängebacken haben.

Straffung von Hals und Kinn

ZIEL

Diese Übung trainiert und kräftigt den Platysma und ist sehr gut zur Festigung von Kinn, Hals und Kinnlinie geeignet. Ein Doppelkinn kann erheblich reduziert werden, in manchen Fällen sogar fast völlig verschwinden.

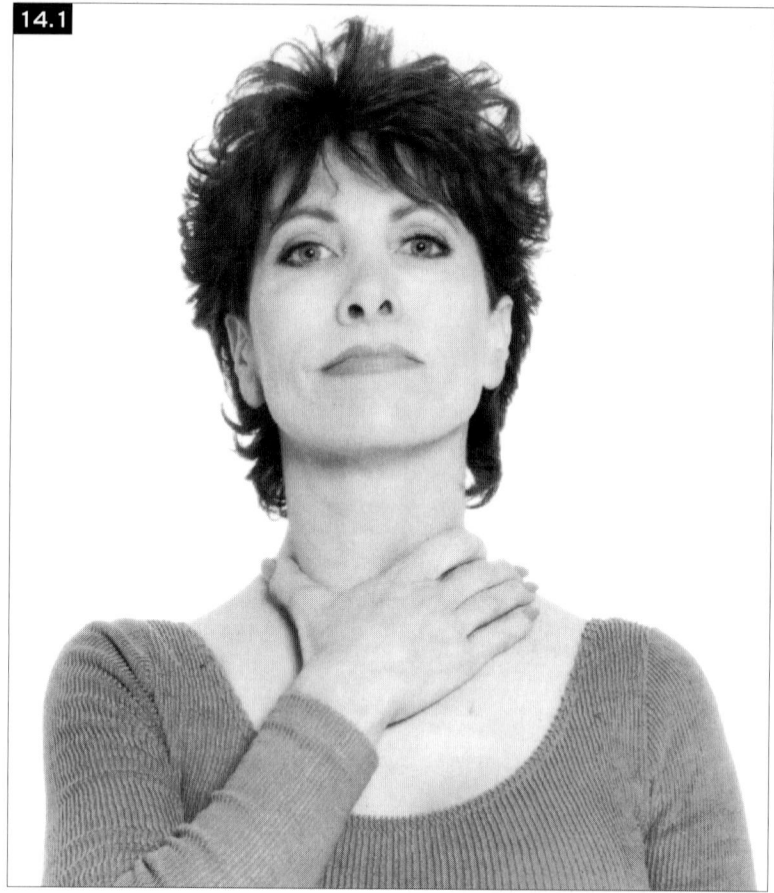

14.1

AUSFÜHRUNG

Setzen Sie sich mit geradem Kopf aufrecht hin, das Kinn nach oben gestreckt. Schließen Sie die Lippen und lächeln sie nur mit der Oberlippe. Legen Sie eine Hand unten an den Hals oberhalb des Schlüsselbeins und schieben Sie die Haut mit einem festen Griff etwas nach unten (Abb. 14.1). Lassen Sie den Kopf nach hinten fallen. Dabei spüren Sie einen starken Zug an den Kinn- und Halsmuskeln (Abb. 14.2). Dann richten Sie den Kopf wieder auf. 30-mal wiederholen.

ÜBUNG 14

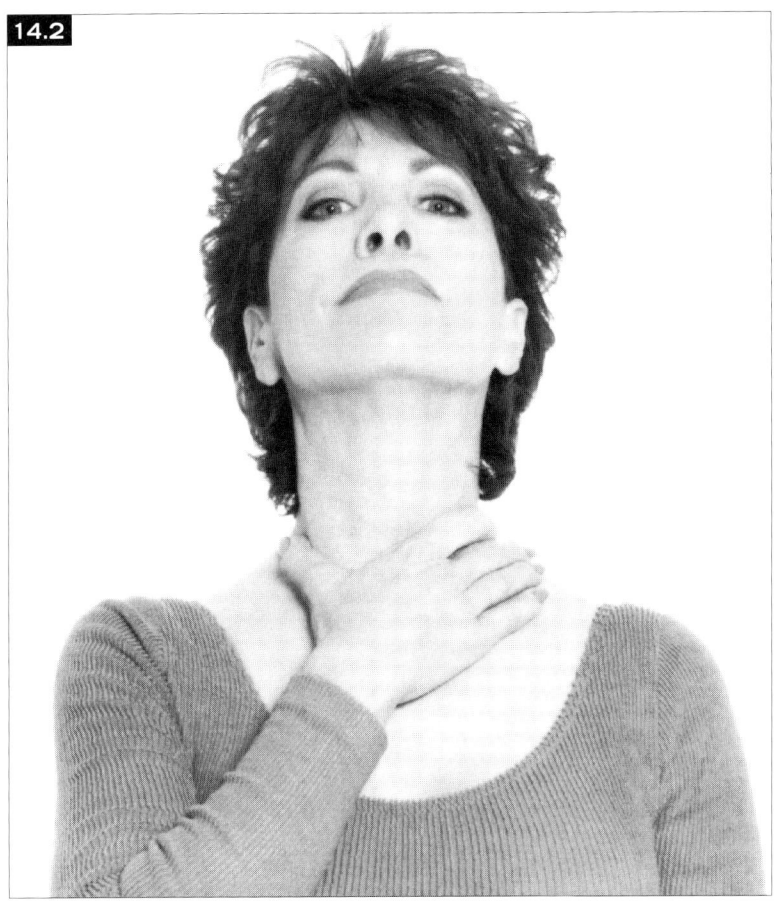

14.2

WIEDERHOLUNG

Machen Sie diese Hals-Kinn-Übung öfter als zweimal pro Tag, wenn dieser Bereich Ihre Problemzone ist.

BLEIBEN SIE BEI IHREM ÜBUNGSPROGRAMM

Da ich möchte, dass Sie Ihr Ziel erreichen, betone ich nochmals, dass Natürliches Facelifting ein fortlaufendes, sehr anpassungsfähiges Gymnastikprogramm ist. Sie können jederzeit und überall üben. Freizeit ist kostbar. Deshalb ist die richtige Zeit für meine Gesichtsgymnastik immer dann, wenn Sie etwas Zeit übrig haben. Die nachfolgenden Übungen habe ich so gewählt, dass sie problemlos beim Autofahren ausgeführt werden können.

NATÜRLICHES FACELIFTING IM AUTO

Meine Gesichtsgymnastik hinter dem Lenkrad bringt in Schwung behaupten meine Auto fahrenden Klientinnen. Das Natürliche Facelifting fördert nicht nur die Schönheit, sondern auch die Konzentration, Sie bekommen einen klaren Kopf. Natürliches Facelifting im Auto hat aber auch noch andere Vorteile:

Eine meiner Klientinnen von Mitte 50 übte regelmäßig beim Autofahren. Eines Tages machte sie meine Gesichtsgymnastik an einer roten Ampel. Als sie am Ende ihrer Fahrt aus dem Wagen stieg, hielt ein gutaussehender Mann in den Dreißigern neben ihr an und sagte: »Bitte entschuldigen Sie, ich fuhr hinter Ihnen und sah, wie Sie mir an der roten Ampel im Rückspiegel zulächelten.«

Die Frau erklärte lachend, dass sie Gesichtsübungen gemacht habe. Er war verblüfft; ihr Alter wollte er nicht glauben. Schließlich verabredeten sie sich trotz ihres Altersunterschieds. Also, vergessen Sie Ihre Bedenken und wagen Sie es, Ihre Übungen im Auto zu machen. Sie nutzen diese Zeit damit am besten und können zudem noch auf ganz unvorhersehbare Erfolge hoffen!.

■ ■ ■

Alle Übungen können während des Fahrens gemacht werden; nur bei der ersten Augenübung muss das Auto stehen. Achten Sie auf Ampeln und andere Verkehrsteilnehmer. Wenn Sie z. B. mit zusammengekniffenen Augen zählen, schauen Sie immer wieder kurz nach. **Gefährden Sie weder sich noch andere! Vorsicht auch beim Langsamfahren!**

DIE ÜBUNGEN

AUTOÜBUNG 1
VERGRÖSSERUNG DER AUGEN

Legen Sie die Mittelfinger zwischen die Augenbrauen, die Zeigefinger an die äußeren Augenwinkel. Schieben Sie das untere Lid fest nach oben. Fühlen Sie den äußeren Muskel. Zehnmal anspannen (mit Konzentration auf die Muskelarbeit) und loslassen. Dann das Lid hochgezogen halten und die Augen fest zusammenkneifen und bis 40 zählen. Zwischendurch immer wieder kurz nach der Ampel schauen!

AUTOÜBUNG 2
KRÄFTIGUNG DES UNTEREN AUGENLIDS

Legen Sie den linken Daumen an den äußeren linken Augenwinkel und den linken Zeigefinger an den äußeren rechten. Schieben Sie die Unterlider kräftig nach oben, dann wieder loslassen. Konzentrieren Sie sich auf die äußeren Augenmuskeln. Dann die Spannung bis 40 halten. Dabei bleibt das obere Lid weit geöffnet. Daumen und Zeigefinger an die inneren Augenwinkel legen, wiederholen.

AUTOÜBUNG 3
STRAFFUNG DER STIRN

Daumen und Zeigefinger von einer Hand spreizen und quer über die Stirn legen. Die Finger nach unten schieben bis zu den Augenbrauen. Die Brauen zehnmal fest hochziehen und wieder loslassen. Dann mit hochgezogenen Brauen und Gegendruck der Finger die Spannung entlang der Stirn fühlen. Bis 20 zählen und dabei das Lenkrad festhalten.

AUTOÜBUNG 4
KRÄFTIGUNG DER WANGEN

Daumen und Zeigefinger einer Hand jeweils oben auf die Rundung der Wange legen, den Mund öffnen, Ober- und Unterlippe weit auseinanderziehen und ein festes, langgezogenes »O« formen. Die Oberlippe gegen die Zähne pressen. Mit den Mundwinkeln lächeln und dann loslassen. 35-mal wiederholen. Dabei die Bewegung des Wangenmuskels unter den Fingern fühlen. Stellen Sie sich genau vor, wie Sie den Wangenmuskel mit jedem Lächeln hochschieben. Im Verlauf der Übung spüren Sie, wie der Muskel an- und abschwillt und die Blutzufuhr erhöht wird. Ihre Wangen werden neu belebt.

AUTOÜBUNG 5
VITALISIERUNG DES GESICHTS

Öffnen Sie den Mund und schieben die Lippen zu einem langen »O« auseinander. Benutzen Sie Daumen und Zeigefinger einer Hand und legen Sie sie oben auf die Rundung der Wangen. Lächeln Sie mit den Mundwinkeln und lassen Sie wieder los. Zehnmal wiederholen und der Bewegung der Wangen unter den Fingern nachspüren. Stellen Sie sich vor, wie Sie den Muskel mit jedem Lächeln hochschieben. Beim zehnten Lächeln ziehen Sie Ober- und Unterlippe kräftig auseinander. Stellen Sie sich vor, dass Sie die Wangen hinausstoßen in Richtung Windschutzscheibe, dann nach oben bis durch das Autodach hindurch. Zählen Sie bis 40. Dann Daumen und Zeigefinger langsam von den Wangen entfernen und mit ihnen den vorgestellten Weg der Wangen bis zum Autodach nachzeichnen. Wiederholen Sie die Übung zweimal, wenn Sie etwas vorhaben. Ihr Gesicht sieht dann viel frischer aus.

NATÜRLICHES FACELIFTING

AUTOÜBUNG 6
VERKÜRZUNG DER NASE

Drücken Sie die Nasenspitze mit dem Zeigefinger nach oben und halten Sie sie dort fest. Schieben Sie die Nase nach unten und ziehen Sie dabei die Oberlippe fest über die Zähne. Eine Sekunde halten, dann die Lippe loslassen. 35-mal wiederholen, dabei jeweils den Druck der Nasenspitze auf den Finger spüren. Regelmäßiges Atmen nicht vergessen! Durch diese Übung wird die Blutzirkulation in Oberlippe und Nase angeregt und das Gesicht gewärmt.

AUTOÜBUNG 7
ANHEBEN DER MUNDWINKEL

Schließen Sie die Lippen. Ziehen Sie die Mundwinkel zu festen Päckchen straff nach innen. Dabei die Zähne nicht aufeinander beißen und gleichmäßig weiteratmen. Legen Sie Daumen und Zeigefinger leicht auf beide Mundwinkel. Saugen Sie diese weiter kräftig nach innen und stellen Sie sich zuerst ein Lächeln vor, das die Mundwinkel nach oben zieht und dann einen grimmigen Blick, der sie nach unten zieht. Entfernen Sie die Finger vom Gesicht; machen Sie mit ihnen kleine Auf- und Abbewegungen und gehen so in Richtung Windschutzscheibe, um die Arbeit der Mundwinkel bildlich zu unterstreichen. Fahren Sie mit der Bewegung der Mundwinkel fort, bis diese schmerzen, halten und bis 20 zählen. Mit den Fingern die Mundwinkel oben und unten abklopfen.

AUTOÜBUNG 8
VERSCHÖNERUNG DER LIPPEN

Drücken Sie die Lippen fest aufeinander. Stellen Sie sich dabei vor, wie Sie in der Mitte einen Bleistift mit Ihren Lippen zerdrücken. Legen Sie einen Zeigefinger auf die Mundmitte. Die Lippen bleiben aufeinandergepresst. Führen Sie den Finger langsam in Richtung Windschutzscheibe, um den imaginären Bleistift länger werden zu lassen. Drücken Sie mit der anderen Hand gegen das Lenkrad, um den Widerstand zu verstärken. Halten, bis ein Schmerz in der Oberlippe entsteht, dann mit dem Finger Klopfbewegungen nach oben und unten machen, bis 30 zählen.

AUTOÜBUNG 9
GLÄTTUNG DER SEITLICHEN NASEN-MUND-FALTE

Öffnen Sie den Mund und formen Sie mit den Lippen ein langes »O«. Ziehen Sie die oberen Mundwinkel zu einem Lächeln hoch, lediglich mit Hilfe der Oberlippe. Ziehen Sie die Nase nach oben und legen Sie sie in Falten. Dabei weiterlächeln. Dann die Oberlippe kräftig nach unten stoßen und gegen die Zähne drücken. Sie sollten einen Zug seitlich der Nase spüren. Folgen Sie mit Daumen und Zeigefinger diesem Energiefluss entlang der Nase nach oben und nach unten. Üben, bis Sie einen Schmerz in der Nasen-Mund-Falte spüren. Position halten und bis 20 zählen. Mit den Fingern schnell von oben nach unten und zurück abklopfen.

AUTOÜBUNG 10
KRÄFTIGUNG DES HALSES

Die etwas ungewöhnliche Methode dieser Übung bewirkt eine hervorragende Straffung des Halses. Greifen Sie sich mit einer Hand vorn um den Hals,

DIE ÜBUNGEN

als wollten Sie sich würgen. Schieben Sie das Kinn weit hoch; dann wieder loslassen. 30-mal wiederholen. Spüren Sie, wie sich die Halsmuskeln jedesmal unter den Fingern zusammenziehen.

AUTOÜBUNG 11
KRÄFTIGUNG DES KINNS

Öffnen Sie den Mund und ziehen Sie die Unterlippe fest über die unteren Zähne nach innen. Schieben Sie die Mundwinkel nach hinten und ziehen Sie sie fest nach innen. Halten Sie die Oberlippe gegen die Zähne gepresst. Machen Sie, von den Mundwinkeln ausgehend, »baggernde« Bewegungen mit dem Unterkiefer, indem Sie die Kiefer öffnen und wieder schließen. Bei jedem »Baggern« das Kinn 1 cm nach oben schieben. Stellen Sie sich vor, sie müssten mit dem Kiefer eine langstielige Pflanze pflücken.

Visualisieren Sie die Seiten Ihres Gesichts, wie sie nach oben steigen. Gehen Sie mit einer Hand vor dem Gesicht mit nach oben bis zur Gesichtsmitte und stellen Sie sich dabei vor, dass die Seiten Ihres Gesichts nach oben durch das Dach des Autos steigen. Drücken Sie beim »Baggern« kräftig gegen das Lenkrad, um den Widerstand zu erhöhen. Am Schluß der Übung sollte das Kinn in Richtung Autodach zeigen.

AUTOÜBUNG 12
WEITUNG DES GESICHTS

Öffnen Sie den Mund und schieben Sie die Mundwinkel nach hinten zu den Backenzähnen. Ziehen Sie die Mundwinkel nach innen, so fest sie können. Drücken Sie die Oberlippe gegen die oberen Zähne. Stellen Sie sich dicke, runde Apfelbäckchen vor, wie sie aus Ihren Mundwinkeln herauswachsen. Zeichnen Sie mit Daumen und Zeigefinger kleine Kreise von Ihrem Gesicht weg. Sie sollen die Energie herausholen helfen und die eingefallenen Wangen auffüllen. Dabei die Mundwinkel fest nach hinten gezogen halten. Weitermachen, bis ein Muskelschmerz zu spüren ist. Dann, zur Intensivierung der Muskelarbeit, schnelle Kreise mit den Fingern machen und bis 30 zählen.

AUTOÜBUNG 13
EIN SCHMALERES GESICHT

Den Mund öffnen und die Lippen kräftig über die Zähne ziehen und einrollen. Die Mundwinkel nach hinten zu den Backenzähnen schieben und fest nach innen ziehen. Stellen Sie sich vor, wie die Seiten Ihres Gesichts hinter der Kinnlinie nach oben wandern. Spreizen Sie Ihre Finger und führen Sie Ihre Hand vor dem Gesicht nach oben. Helfen Sie so mit, die Energie seitlich nach oben zu »schieben«, bis sie einen Muskelschmerz spüren. Stoßen Sie sich vom Lenkrad ab. Diese Stellung halten und bis 35 zählen.

AUTOÜBUNG 14
STRAFFUNG VON HALS UND KINN

Setzen Sie sich aufrecht hin, Kopf nach oben, die Schultern locker fallen lassen. Schließen Sie die Lippen und lächeln Sie nur mit der Oberlippe. Legen Sie eine Hand über dem Schlüsselbein an den Hals und ziehen Sie die Haut mit festem Griff leicht nach unten. Lassen Sie den Kopf nach hinten fallen. Man spürt einen festen Zug an Kinn- und Halsmuskeln. 30-mal den Kopf nach hinten fallen lassen und dann wieder in gerade Position bringen.

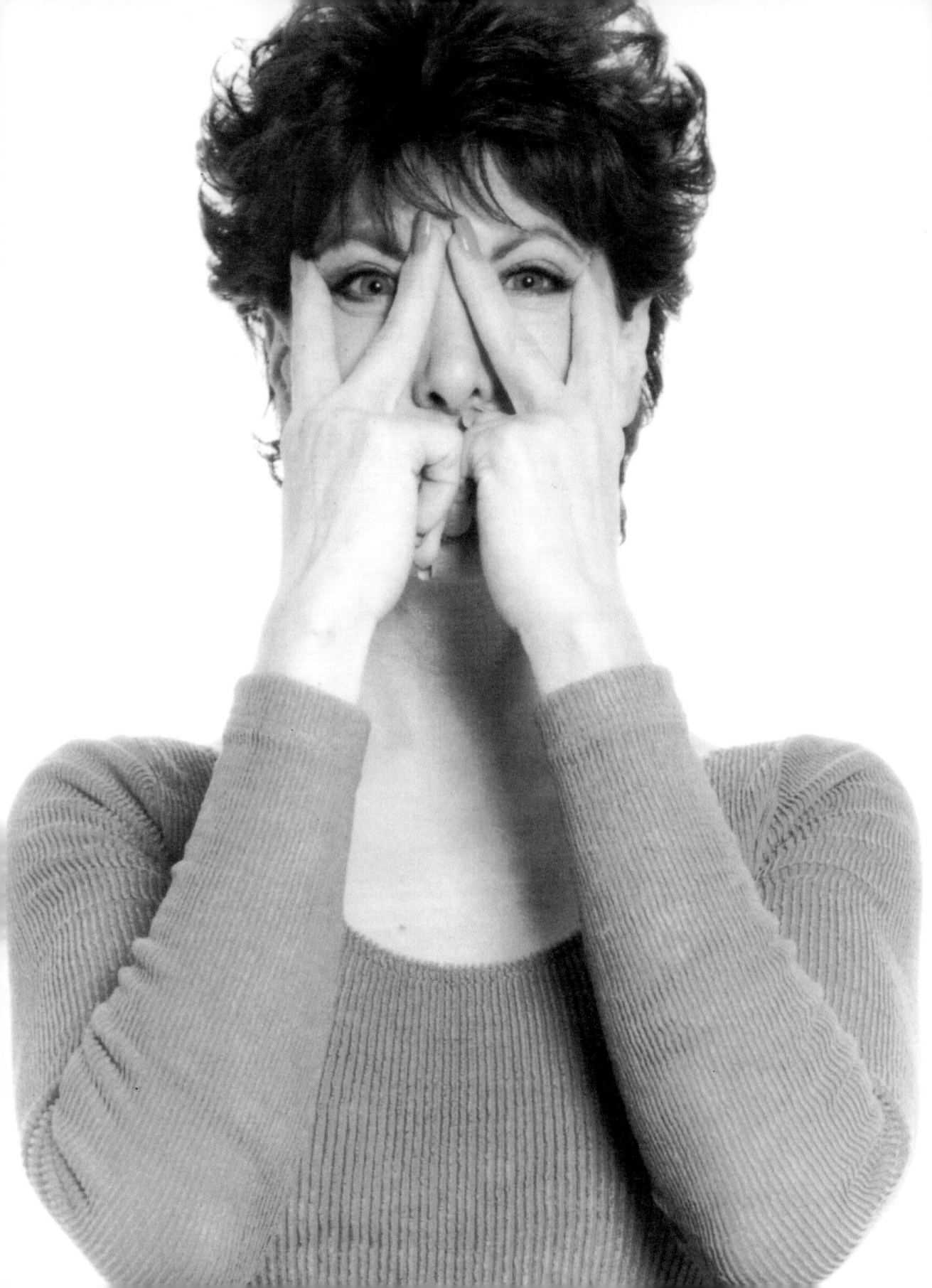

Richtige SCHÖNHEITS- PFLEGE

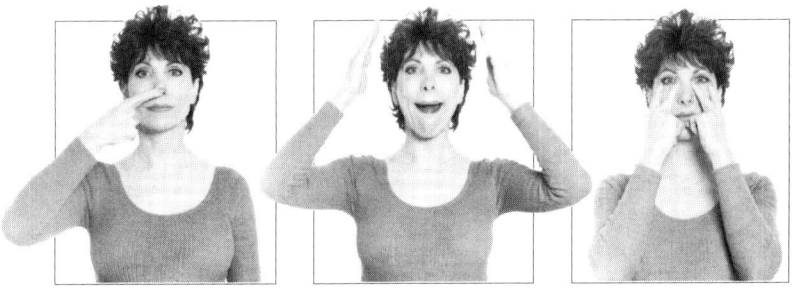

Ich glaube, der einfachste und gesündeste Weg für eine Frau zur Entfaltung ihrer individuellen Schönheit ist eine natürliche Einstellung, verbunden mit Selbstdisziplin. Regelmäßiges Natürliches Facelifting kann zu einem jugendlicheren Aussehen führen. Wenn noch ein tägliches, vorbeugendes Kosmetikprogramm hinzukommt, so ist Ihre Schönheitspflege perfekt.

Um ein strahlendes, jugendliches Aussehen zu bewahren, ist die tägliche Schönheitspflege absolut unumgänglich. Das trifft sogar schon für Teenager zu, da eine mangelhafte Gesichtsreinigung oder fehlender Sonnenschutz heute zu größeren Hautproblemen oder morgen zu Falten führen können. Die Haut ist unser äußeres Organ. Sie ist jeden Tag dem Leben ausgesetzt; kein Wunder, dass sie schneller als andere Organe altert.

NATÜRLICHES FACELIFTING

Die Haut ist Umwelteinflüssen gegenüber äußerst empfindlich, vor allem den klimatischen und der Luftverschmutzung. Auch das »innere Klima« wirkt sich auf die Haut aus. Wenn Ihr Leben hektisch verläuft, kann das Gesicht angespannt oder müde aussehen. Stress, Schlafmangel oder falsche Ernährung zeichnen Spuren ins Gesicht. Ein Leben lang braucht die Haut besondere Aufmerksamkeit und Pflege, damit sie so gut wie möglich aussieht.

KURZER INTENSIVKURS ZUM THEMA HAUT

Die Haut besteht aus drei Schichten, der Epidermis, der Dermis und dem subkutanen Zellgewebe, auch als Fettgewebe bekannt.

Die Oberhaut oder Epidermis besteht aus toten oder absterbenden Hautzellen, die permanent abgestoßen werden. Alle 28 bis 30 Tage gelangen neue Hautzellen von den unteren Hautschichten nach oben und ersetzen die alten. Dieser Zeitraum verkürzt sich, wenn die Haut übermäßig Wind oder Sonne ausgesetzt wird, durch Schlafmangel und scharfe Reinigungsmittel oder Hautirritationen. Dadurch wird der Feuchtigkeitshaushalt der oberen Hautzellen belastet und die Hautstruktur beeinflusst. Durch sorgfältige Reinigung, Stimulierung und Pflege kann die Epidermis besser versorgt und genährt werden.

Die Lederhaut enthält Blutgefäße, Haarfollikel und Nerven. In ihr befinden sich auch die Kollagen- und Elastinfasern sowie wichtige Drüsen, die Talg- und Schweißdrüsen. Die Talgdrüsen sondern ein Sekret aus, das Sebum oder Talg genannt wird. Bei übermäßiger Talgproduktion bilden sich Pickel auf der Haut. Die Schweißdrüsen sondern Wasser und Salze ab. Die in der Dermis gebildeten Substanzen bilden zusammen eine Emulsion, die die Epidermis schützt und fettet. Sie verhindert auch den Fett- und Feuchtigkeitsverlust und hilft damit, den normalen ph-Wert der Haut aufrechtzuerhalten.

Die Kollagen- und Elastinproduktion nimmt mit den Jahren ab. Das ist der Grund für das Nachgeben und Ausleiern des Bindegewebes. Verbunden mit einem Mangel an Fett und Feuchtigkeit entstehen leicht jegliche Art von Falten. Wenn die Dermis unterversorgt und zu wenig durchblutet ist, können Schadstoffe in der Haut eingelagert werden. Die Talgdrüsen produzieren daraufhin zu viel Fett; Pickel bilden sich auf der obersten Hautschicht. Der Zustand der Dermis beeinflusst das Aussehen der Haut ganz besonders.

Die dritte und unterste Hautschicht ist das subkutane Zellgewebe, die fettreiche jedoch feste Grundlage der Haut. Diese Hautschicht schützt die Organe, sie fungiert als Polster und fängt Schläge und Stöße ab, während sie gleichzeitig den Körper vor Wärmeverlust schützt.

Wenn wir älter werden, bestimmen Gene und Hormone, zwei Faktoren jenseits unseres Einflussbereichs, unser Aussehen. Wir können jedoch den Zustand unserer Haut durch einen gesunden, positiven Lebensstil, gesunde Ernährung, Gymnastik und sorgfältig abgestimmte Kosmetik verbessern. Eine gute Pflege von Körper und Geist ist der Schlüssel zu schönem Aussehen und einer gesunden Haut.

Unsere Haut als das größte Organ unseres Körpers wird von Blut genährt. Ausreichender Schlaf, eine gesunde Ernährung und eine durch

RICHTIGE SCHÖNHEITSPFLEGE

Gymnastik erhöhte Blutzirkulation in der äußeren Hautschicht tragen zur Verbesserung der Gesundheit bei.

Wie Sie inzwischen wissen, bestimmen Knochenbau und Muskelgewebe die äußere Form. Aber auch das aus Eiweißstoffen wie Kollagen und Elastin aufgebaute Bindegewebe formt die Haut. Und diese Stoffe nehmen mit zunehmendem Alter ab.

Kollagen und Elastin sind Fasern, die die Haut voll und geschmeidig halten. Elastin stützt die Haut und sorgt für ihren Zusammenhalt. Durch seine Elastizität erhält die Haut eine geschmeidige Spannkraft. Eine Abnahme dieser beiden Substanzen bewirkt ein Einsinken der Haut. Kollageninjektionen oder -implantate sind sehr kostspielig und ihre Wirkung läßt mit der Zeit nach. Weder Kollagen noch Elastin können der alternden Haut auf natürliche Weise zurückgegeben werden, aber jede Form von Gymnastik, vor allem meine spezielle Gesichtsgymnastik, hilft zu kompensieren: Die unter der Haut liegenden Muskeln werden aufgebaut und die Haut wird dadurch schöner und geschmeidiger.

■ ■ ■

Unsere Haut ist ein regelrechter Leibwächter: Sie schützt uns vor schädigenden Sonnenstrahlen und filtert Schmutz- und Schadstoffe aus der Luft. Wie ein lebensgroßer Spiegel Ihren Gesundheitszustand zeigt, spiegelt die Haut Ihre Lebensgewohnheiten und Ihre Schönheitspflege wider. Was Sie in Ihren Körper einbringen, beeinflusst den Zustand Ihrer Haut enorm. Deshalb wenden wir uns jetzt dem zu, was wir brauchen, um ein gesundes Aussehen zu erreichen.

SAUERSTOFF

Vom Augenblick unserer Geburt an müssen wir Sauerstoff einatmen, um überleben zu können. Neben seiner entscheidenden Funktion als Energielieferant ist der Sauerstoff rund um die Uhr der Helfer unseres Körpers. Er löst aus unserer Nahrung Fette, Eiweißstoffe, Kohlenhydrate und andere, für den Aufbau und Erhalt der Zellen, Organe, Muskeln, Knochen und des gesamten Organismus notwendige Bestandteile.

Eine ausreichende Sauerstoffzufuhr ist für den Erhalt der körperlichen und geistigen Gesundheit und für eine schöne Haut absolut notwendig. Manche Menschen benutzen zwar Luftfiltergeräte zu Hause zur Verbesserung der Luftqualität, aber ein technisches Gerät wird für die Haut nie so viel Gutes tun, wie es regelmäßige Gymnastik vermag. Der wirkungsvollste Weg zu einer reinen Haut ist die erhöhte Sauerstoffaufnahme durch mindestens dreimal wöchentliche Gymnastik. Vielleicht haben Sie nach intensivem Üben eine gesunde Rötung Ihrer Haut festgestellt. Ursache dafür ist ein angeregter Kreislauf, ein Nebenprodukt erhöhter Sauerstoffaufnahme.

Medizinische Forschungen in verschiedenen Ländern haben ergeben, dass eine regelmäßige Fitnessgymnastik dreimal pro Woche oder öfter, bei der die Herzfrequenz mindestens zwölf Minuten lang deutlich erhöht ist, die Menschen gesünder, fitter und entspannter macht.

Körperliche Bewegung ist von großem Nutzen für unsere Haut, da die Blutzirkulation angeregt wird und mehr Sauerstoff und andere für den Aufbau und Erhalt der Zellen wichtige Nährstoffe in die Haut gelangen. Sauerstoffangereichertes Blut hilft mit, Schadstoffe aus dem Körper

NATÜRLICHES FACELIFTING

zu transportieren. Wenn Sie so lange üben, bis Sie einen roten Kopf bekommen, sehen Sie, wie das Blut mit viel Kraft durch den ganzen Körper fließt.

Wenn Sie nicht sportlich sind, so genügt auch tägliches flottes Gehen von etwa 20 Minuten Dauer, um Ihren Blutkreislauf anzuregen und Ihr Gesicht zu röten. In jedem Fall ist es immer sinnvoll, einen Arzt zu Rate zu ziehen, bevor man mit einem Übungsprogramm beginnt.

Auch die Tiefenatmung ist eine sanfte, aber wirkungsvolle Art von Fitnessgymnastik. Wie Gesichtsgymnastik kann sie überall ausgeführt werden. Dabei wird mehr Blut durch den Körper vom Scheitel bis zur Sohle gepumpt, und das kann beim Autofahren, am Schreibtisch oder bei der Hausarbeit sein. Tiefes Atmen wie im Yoga ist eine innerliche Massage, entspannt und schenkt zugleich Energie.

Meistens atmen wir zu flach, nur mit dem oberen Teil der Lunge. Eine tiefere Atmung schließt die ganze Lunge und das Zwerchfell mit ein.

So funktioniert es: Setzen Sie sich gerade hin, die Schultern locker lassen. Lehnen Sie sich nicht nach vorn. Langsam durch die Nase einatmen, bis die Lunge ganz gefüllt ist. Dabei dehnt sich der Bauch und das Zwerchfell senkt sich. Sie sollten den Atem bis ganz unten in die Lungenflügel und dann bis oben in die Lungenspitzen strömen spüren. Wenn die Lunge ganz voll ist, den Atem eine Sekunde anhalten und dann langsam durch den Mund ausatmen. Vier normale Atemzüge lang entspannen. Die Übung zehnmal wiederholen. Mit der Tiefenatmung können Sie Ihre Energie steigern und Ihre Haut klären. Ich rate Ihnen sehr, diese Übung auszuführen, wann immer Sie können.

WASSER

Mehr als jede andere Flüssigkeit braucht unser Körper Wasser. Trinken Sie mindestens acht Gläser Wasser pro Tag zusätzlich zu den anderen Getränken, die Sie zu sich nehmen. Wasser hilft Ihrem Körper, Ablagerungen auszuschwemmen, was zu einem reinen Teint führt. Außerdem wirkt Wasser gegen geschwollene Augen und kontrolliert Hungergefühle, da es den Magen füllt. Besonders für Frauen ist ein geregelter Wasserhaushalt wichtig. Acht oder mehr Gläser Wasser pro Tag wirken gegen das Aufgedunsensein vor der Menstruation. Gefiltertes Wasser oder Mineralwasser enthält weniger schädliche Stoffe als Leitungswasser.

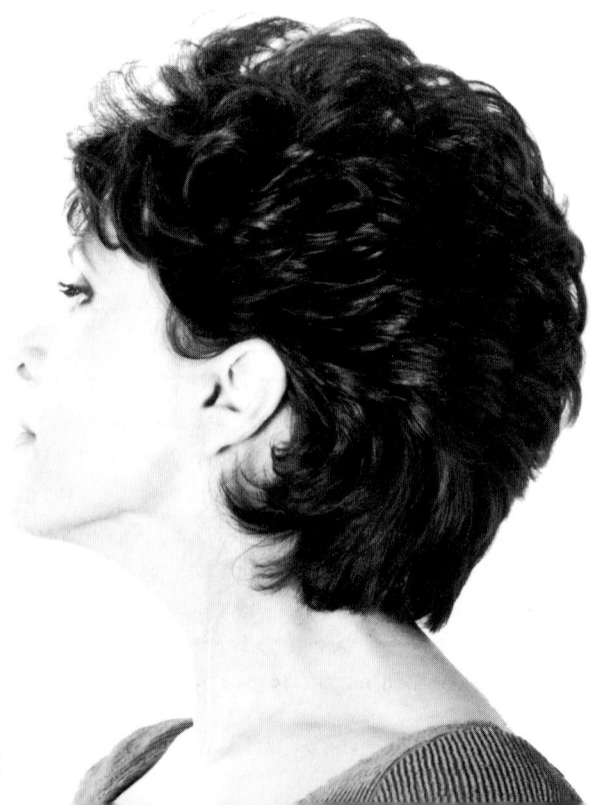

ERNÄHRUNG

Die richtige Ernährung ist ein wesentlicher Bestandteil des Natürlichen Faceliftings. Wer sich unausgewogen mit viel Fett, Salz und Zucker ernährt, kann nicht erwarten, die Kraft und den Elan zu haben, mit Natürlichem Facelifting seinem Gesicht neue, feste Konturen zu verschaffen. Um starke, tragende Gesichtsmuskeln aufzubauen, einen makellosen Teint zu erhalten und gegen den Alterungsprozess anzutreten, müssen Sie genau auswählen, was Sie essen und trinken. Der Mensch ist, was er isst, und man sieht es!

Wir haben alle schon von Diäten für eine schönere Haut gehört oder gelesen. Aber jeder hat eine andere Chemie. Der einzige Weg zu erfahren, welche Vitamine und Mineralstoffe Ihr Körper und Ihre Haut benötigen, geht über eine Blutabnahme, die im Labor genau analysiert wird. Andernfalls ist es unmöglich, eine spezielle hautfreundliche Diät zu empfehlen. Beachten Sie die folgenden Punkte, wenn Sie Ihren Speisezettel zusammenstellen.

Ein effektiver Weg, Ihre Haut gut zu versorgen, besteht in einer Ernährung, die wenig Fleisch und Käse, aber viel Gemüse, Getreide und frische Früchte enthält. Fleisch und Käse haben viel Fett und Eiweiß und sind schwer verdaulich. Außerdem wird die Schleimproduktion durch tierische Lebensmittel angeregt, und das schwemmt auf. Andererseits werden der Aufbau und die Regeneration der Zellen von Vitaminen und Mineralstoffen aus Gemüse und frischen Früchten unterstützt. Medizinische Studien belegen, dass die Vitamine A, C und E zusammen mit den Mineralstoffen Zink und Selen den Abbau von Kollagen und Elastin im Bindegewebe bekämpfen.

Auf der Liste der »verbotenen« Lebensmittel steht Salz ziemlich weit oben. Durch Salz wird Wasser eingelagert und das Gesicht (und auch der ganze Körper) kann aufgequollen wirken. Salzen Sie bei Tisch nie nach. Verwenden Sie statt dessen Kräuter und Gewürze, wenn Sie unbedingt einen stärkeren Geschmack bevorzugen. Denken Sie daran: In einer ausgewogenen Diät ist ausreichend Salz enthalten.

Da Alkohol die Wassereinlagerung fördert, ist er eines der sichersten Mittel, um ein aufgedunsenes Gesicht zu bekommen. Zudem enthält er sehr viele Kalorien und trocknet die Haut aus. Wenn Sie Alkohol trinken wollen, dann in Maßen. Und trinken Sie pro alkoholisches Getränk ein zusätzliches Glas Wasser. Wasser regt den Stoffwechsel an und hilft, den Alkohol besser auszuscheiden.

Machen Sie einen Bogen um Zucker! Obgleich Zucker zuerst einen Energieschub von ungefähr 20 Minuten liefert, ist er ein Beruhigungsmittel und kann Ihren Energiepegel absinken lassen. Auf Dauer werden Sie mehr Energie haben, je weniger Zucker Sie konsumieren. Von Ernährungsfachleuten wissen wir außerdem, dass der Verzehr zuckerhaltiger Lebensmittel der sicherste Weg ist, aufgrund »leerer« Kalorien zuzunehmen, aber es ist noch unklar, ob Zucker direkt Pickel verursachen kann.

NATÜRLICHES FACELIFTING

SCHÖNHEITSKAPSELN

Klinische Untersuchungen haben ergeben, dass viele nahrungsergänzende, den Alterserscheinungen vorbeugende Vitamin- und Mineralstoffpräparate, einschließlich Antioxidantien, den Körper vor freien Radikalen schützen können. Freie Radikale sind Oxidationsmittel, die Verbindungen eingehen können, die Molekular-, Zell- und Gewebeschädigungen auslösen. Sie können zwar auch nützlich sein, aber meistens arbeiten sie als innere Saboteure, indem sie andere Zellen angreifen und verschiedene Krankheiten mitverursachen. Nicht nur Zellen altern durch ihren Angriff schneller, auch unsere Haut wird dadurch alt, grau und faltig.

Unser ganzes Leben lang sind wir freien Radikalen ausgesetzt, doch diese »Sauerstoff-Terroristen« verursachen erst ernsthafte Schädigungen, wenn wir 40 oder älter sind. Sie werden meist durch verdorbenes Essen oder verschmutzte Luft in unseren Körper eingeschleust. Zu den Luftschadstoffen gehören Ozon sowie Stickstoff- und Schwefeloxide. Atmen wir diese ein, bilden sie im Körper freie Radikale.

Viele Schadstoffe, die beim Rauchen in die Luft gelangen, sind Oxidantien. Durch Rauchen schaden Sie Ihrem Körper und Ihrer Haut sehr stark, weil der Rauch riesige Mengen Stickstoffoxide enthält, die zu freien Radikalen werden können! Gelangen sie in den Körper, können sie sich mit mehrfach ungesättigten Fettsäuren innerhalb der Zellmembran verbinden und den Verfall, die Verhärtung oder das Absterben der Zelle verursachen. Es ist erwiesen, dass Vitamin E einen Schutz gegen diese Reaktionen bietet.

Schon vor Jahrzehnten wurde die krebserregende Wirkung des Zigarettenrauchens bewiesen. Viele Studien ergaben, dass Krebs hauptsächlich durch die freien Radikalen verursacht wird. Auch Nichtraucher können von diesen »Zellterroristen« im Zigarettenrauch angegriffen werden.

Zu den wichtigsten Antioxidantien gehören die Vitamine B12, E, C und A, Folsäure und das Spurenelement Selen. Auch Beta-Carotin und Kupfer werden empfohlen. Da jeder Mensch eine andere biochemische Zusammensetzung hat, ist es gut, wenn man einen Ernährungswissenschaftler zu Rate zieht, bevor man Schönheitskapseln zu sich nimmt. Schwangere sollten nicht ohne ärztlichen Rat zusätzliche Vitamin- oder Mineralstoffpräparate einnehmen.

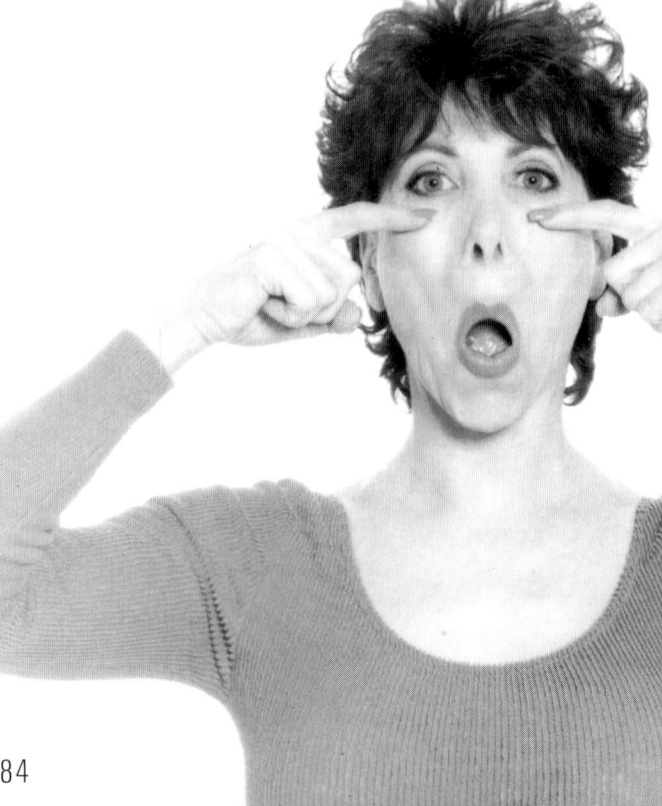

RICHTIGE SCHÖNHEITSPFLEGE

SCHLAF

Eine der wichtigsten, aber am meisten vernachlässigten Methoden, die Haut gut zu behandeln, ist ein regelmäßiger, ungestörter Schlaf. Menschen werden von einem natürlichen, biologischen Rhythmus regiert, dem sogenannten zirkadischen Rhythmus. Mit anderen Worten: Es ist natürlicher für Menschen, vor Mitternacht zu Bett zu gehen und in den frühen Morgenstunden aufzuwachen, als um drei Uhr morgens ins Bett zu gehen und mittags aufzustehen.

Die überwiegende Mehrheit der Menschen leidet heute unter Schlafmangel. Das geht aus weltweiten Studien hervor. Bemühen Sie sich darum, regelmäßig, sagen wir um elf Uhr, zu Bett zu gehen und mindestens sieben Stunden pro Nacht zu schlafen. Ihr ganzer Körper, vor allem Ihre Haut, wird frischer und schöner wirken.

KOSMETIKPROGRAMM

Nachdem wir uns der inneren Hautpflege gewidmet haben, gehen wir nun zur äußeren über. Jede sorgfältige Hautpflege setzt eine gründliche Reinigung voraus. Abgestorbene Hautzellen und Schmutz müssen morgens und abends aus dem Gesicht entfernt werden, vielleicht auch öfter, wenn Sie Sport treiben, eine fettige Haut haben oder in einer stark umweltverschmutzten Umgebung leben. Eine gründliche Gesichtsreinigung regt nicht nur die Blutzirkulation an, sondern sie öffnet und reinigt auch die Poren, so dass sie nicht von Fettpartikeln verstopft oder vergrößert werden können.

Nach der Reinigung kommt die Klärung. Stimulieren Sie Ihr Gesicht morgens mit einem Tonikum und cremen Sie es dann ein. Benutzen Sie eine Creme mit einem ausreichenden Lichtschutzfaktor zum Schutz der Haut vor ultravioletter Strahlung. (Erst danach darf das Make-up aufgelegt werden.) Je mehr Sie Ihre Haut der Sonne aussetzen, desto eher altert sie. Eine gebräunte Haut ist im Grunde eine sichtbare Hautschädigung. Meiden Sie die Sonne und verwenden Sie täglich einen UV-Filter. Das schützt vor Falten.

Nach der abendlichen Reinigung empfiehlt sich eine Nachtcreme, die Ihre Haut während des Schlafs nährt und regeneriert. Eine spezielle Augencreme braucht man dann nicht. Im Augenbereich fehlen Fettdrüsen und die Haut ist sehr dünn. Somit besteht die Gefahr, dass fette Cremes zu schwer sind und Falten verursachen. Deshalb sollten Sie darauf verzichten.

Kein Pflegeprogramm wäre vollständig ohne ein Peeling zur Entfernung der abgestorbenen Hautzellen. Durch ein regelmäßiges Peeling mit

NATÜRLICHES FACELIFTING

einer Enzymmaske auf pflanzlicher Basis wird die Haut erneuert. Nach meiner Erfahrung sind die Enzymmasken, die die Proteine RNS, L-Lysin und Prolin enthalten, am besten. Sie reinigen die Haut und dringen in die Epidermis ein. Eine gute Enzymmaske strafft und festigt die Haut und reinigt sie porentief.

Viele Pflegeprodukte mit Tiefenwirkung sind so wasserlöslich, dass sie stundenlang in der Haut eingelagert werden können. Sie halte ich für besonders wertvoll — und zwar für alle Hauttypen —, weil sie die Zell- und Drüsenfunktionen innerhalb der Dermis direkt positiv beeinflussen können. Wie können Sie solche qualitativ hochwertigen Produkte finden? Am besten wenden Sie sich an Kosmetikexperten und Dermatologen. Eventuell finden Sie aber auch selbst gute Cremes. Achten Sie vor allem auf die Tiefenwirkung.

Ich habe verschiedene Hautpflegeprodukte mit Alpha-Hydroxid-Säuren (AHAs) ausprobiert. Sie werden von Dermatologen und Kosmetikexperten empfohlen, weil sie für eine bessere Reinigung und einen besseren Haut-Balance sorgen.

Als Mittel gegen Akne hat das umstrittene Vitamin A-Derivat Retinol ganz sicher Erfolge erzielt. In den späten Achtzigerjahren behaupteten einige Forscher sogar, dass man damit seit Jahren bestehende, durch den Alterungsprozess oder exzessive Sonnenbäder entstandene Hautschäden beseitigen könne, doch das habe ich nie gesehen. Eher kann Retinol feine, oberflächliche Fältchen glätten, aber das ist schon alles. Außerdem weiß noch niemand über die Langzeitwirkung dieser kosmetisch-pharmazeutischen Neuheit Bescheid. Es gibt Hinweise darauf, dass die Haut der Sonne gegenüber hypersensibel wird und einen lebenslangen Sonnenschutz benötigt.

Die Kosmetikindustrie behauptet, dass die neuen, sauerstoffhaltigen Emulsionen tief in die Haut eindringen und durch direkte Zufuhr von Nährstoffen wie Vitamin A und E zur Zellerneuerung beitragen. Hier sind wir wieder bei der Sauerstoff-Diskussion. Sauerstoffhaltige Kosmetika sind die Topprodukte auf dem aktuellen Kosmetikmarkt. Ihr Hauptinhaltsstoff ist Wasserstoffperoxid. Bakterien, die Hautprobleme wie Akne mit verursachen, können in einem sauerstoffreichen Milieu nicht überleben. Wasserstoffperoxid wird schnell zu Wasser umgewandelt, wobei Sauerstoff freigesetzt wird. Dabei bildet sich ein Schaum, mit dem Schmutzpartikel und abgestorbene Zellen von der Haut entfernt werden. Seine Wirkung ist zudem antiseptisch und desodorierend.

Sie können Ihre eigenen Erfahrungen mit sauerstoffhaltigen Pflegemitteln machen. Kaufen Sie eine dreiprozentige Wasserstoffperoxidlösung aus der Apotheke in einer Plastiksprühflasche. Besprühen Sie morgens Ihr Gesicht damit, und Sie werden sich erfrischt fühlen und frisch aussehen. Nach einem langen Tag setze ich meinem Badewasser eine 200-ml-Flasche zu, und danach fühle ich mich wie nach einer Ganzkörpermassage. (So ein Wasserstoffperoxidbad ist auch ein Wundermittel bei Problemen mit der Zeitverschiebung nach einem langen Flug.) Aber seien Sie vorsichtig, denn eine hochprozentige Wasserstoffperoxidlösung ist ein Bleichmittel und darf nicht verwechselt werden.

Auch mit Dampfbädern, einem anderen effektiven und natürlichen Mittel, kann eine porentiefe Hautreinigung erzielt werden.

RICHTIGE SCHÖNHEITSPFLEGE

GEHEIMNISSE DER KÖRPERPFLEGE

Für mein Gesicht benutze ich zwar Feuchtigkeitscremes, bei der Pflege des restlichen Körpers jedoch nicht. Das mag für Sie wie ein Sakrileg klingen, kommt es doch von einer Kosmetikexpertin. Aber ich bin der Meinung, dass man die glatteste und weichste Körperhaut bekommt, wenn man nie Körperlotionen benutzt. Das tue ich natürlich auch nicht. Folgendes mache ich statt dessen: Jeden Morgen, bevor ich dusche oder bade, reibe ich meinen Körper kräftig ab.

Nehmen Sie einen *trockenen* Sisal- oder Luffahandschuh. Schlüpfen Sie mit der rechten Hand hinein und fangen an der linken Fußsohle mit kreisenden Bewegungen gegen den Uhrzeigersinn an. Dies regt die Blutzirkulation in Richtung Herz an. Reiben Sie sanft kreisend das linke Bein hoch bis zum Bauch, dann reiben Sie Ihre linke Hand ab, dann den Arm hinauf bis zur Brust. Jetzt schlüpfen Sie mit der linken Hand in den Handschuh, fangen am rechten Fuß an und wiederholen das Ganze. Dann rubbeln Sie mit Ihrem Handschuh die Rückseite der Beine ab, von unten nach oben, danach Gesäß, Rücken und Hals. Spülen Sie den Waschhandschuh einmal pro Woche aus und lassen ihn über Nacht trocknen.

Mit dieser täglichen Rubbelmassage regen Sie Ihren Kreislauf an und entfernen abgestorbene Hautzellen. Sie werden frischer und beseitigen Schadstoffe aus Ihrem Körper. Trockenbürsten bringt der Haut ein gesundes, rosiges, weiches und frisches Aussehen. Ein weiterer Vorzug ist, dass es preiswert ist und die Ausgaben für eine Körperlotion erspart. Ein guter Luffa- oder Sisalhandschuh hält mehrere Monate.

SCHÖNHEITSPFLEGE BEI NACHT

Manche Menschen erkennen sich kaum wieder, wenn sie morgens aufstehen. Das kommt daher, dass sie auf dem Bauch schlafen und ihr Gesicht tief im Kopfkissen vergraben. Morgens wachen sie mit Schlaffalten und einem geschwollenen Gesicht auf und sehen müde und zerknittert aus. Das läßt sich vermeiden, wenn man sich angewöhnt, ohne Kopfkissen auf dem Rücken zu schlafen. Stattdessen kann man das Kissen vor dem Einschlafen unter die Knie legen. Den Unterschied kann man am Morgen feststellen.

Wie ich schon erwähnt habe, machen wir mit unserem Gesicht im Schlaf dieselben Bewegungen wie im Wachzustand. Wir runzeln die Stirn oder lächeln im Traum. Zur Vermeidung von Stirnfalten können Sie sich vor dem Schlafengehen ein Pflaster auf die Stirn kleben. Machen Sie das vier Nächte hintereinander. Sie werden sehen, dass Ihre Haut am Morgen glatter aussieht.

■ ■ ■

Eines ist sicher: Das Einzige, was Sie noch brauchen, um zu einer schönen Haut zu gelangen, ist ein fester Wille. Wenn Sie sich klarmachen, wie Ihr Aussehen von Ihrem Essverhalten, Lebensstil oder Ihrer Körperpflege abhängt, dann können Sie sich daranmachen, Ihre Schönheitsziele zu erreichen. Alle Tips und Tricks aus diesem Kapitel lassen sich leicht in den Tagesablauf einbauen. Machen Sie regelmäßig meine

NATÜRLICHES FACELIFTING

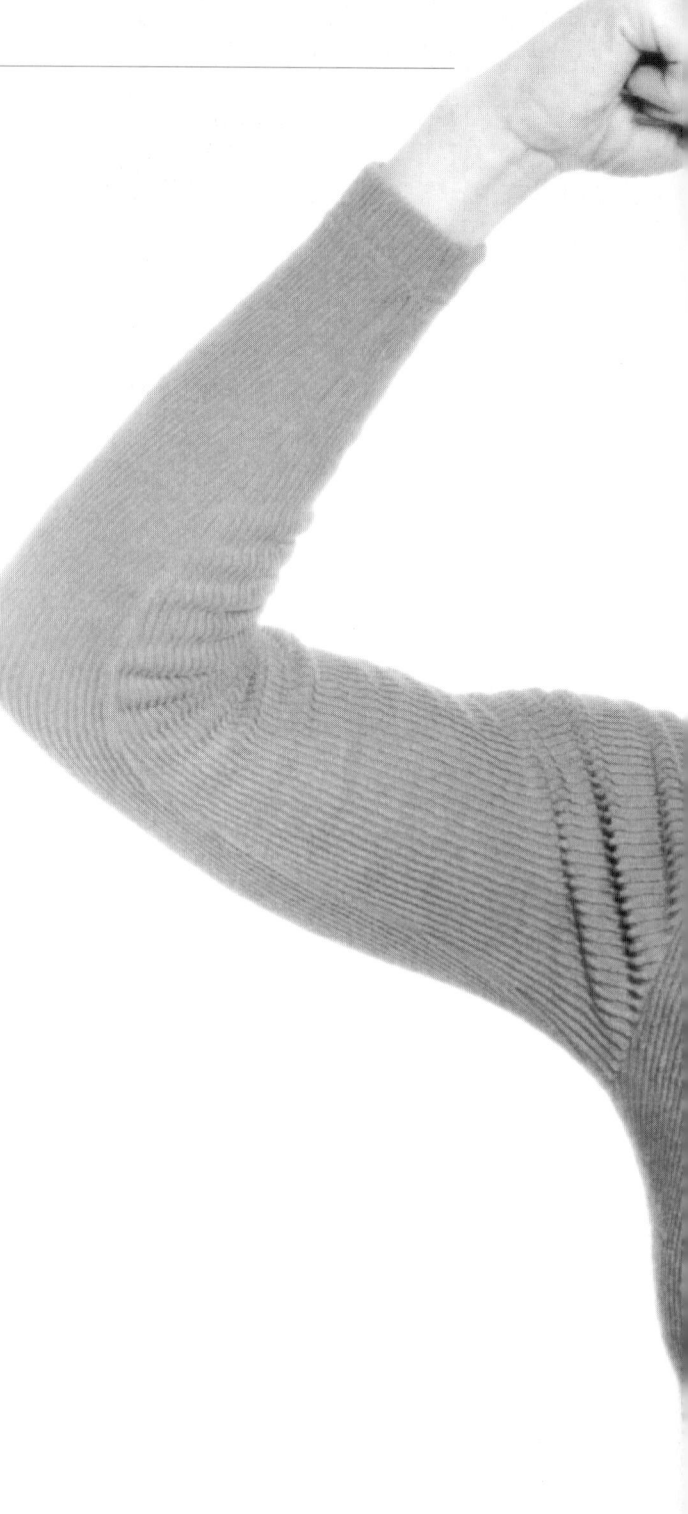

Gesichtsgymnastik und verwöhnen Sie Ihr Gesicht Tag und Nacht.

In den elf Jahren, in denen ich Natürliches Facelifting unterrichtet habe, habe ich Menschen aller Altersstufen und in jeglicher sozialer Stellung bei ihren beträchtlichen und erfreulichen Fortschritten beobachtet, nachdem sie täglich 20 Minuten meine Gesichtsgymnastik übten. Schauen Sie sich immer wieder die »Vorher-und-nachher«-Fotos aus Kapitel 5 an, wenn Sie Ermutigung brauchen. Auf den nachfolgenden Seiten sind einige Briefe abgedruckt, die vom Erfolg und von der Dankbarkeit meiner Klienten und Klientinnen über die Jahre berichten. Ich verspreche Ihnen, dass auch Sie Ihr Gesicht auf natürliche Weise liften können, wenn Sie meine Gymnastikanleitungen konsequent befolgen.

Durch mein Unterrichten im Natürlichen Facelifting bin ich in der Welt herumgekommen und konnte Menschen zu mehr innerer und äußerer Schönheit verhelfen. Ein altes chinesisches Sprichwort sagt: »Wenn der Schüler bereit ist, kommt der Meister.« Meine Erfahrung hat mir gezeigt, dass viele Menschen auf diesem Planeten reif für meine Gesichtsgymnastik sind. Wie meine Klientinnen und Klienten bin ich glücklich und zufrieden, wenn ich ihre Erfolge nach Ausführung des Programms sehe. Warum? Weil sie es selbst geschafft haben, sich großartig fühlen und auch so aussehen.

Auch Sie können Ihr individuelles Aussehen genauso verschönern. Um ein jüngeres und strafferes Gesicht, einen geschmeidigen Teint, eine festere Haut und strahlende Augen zu bekommen, brauchen Sie nur das Natürliche Facelifting zu üben.

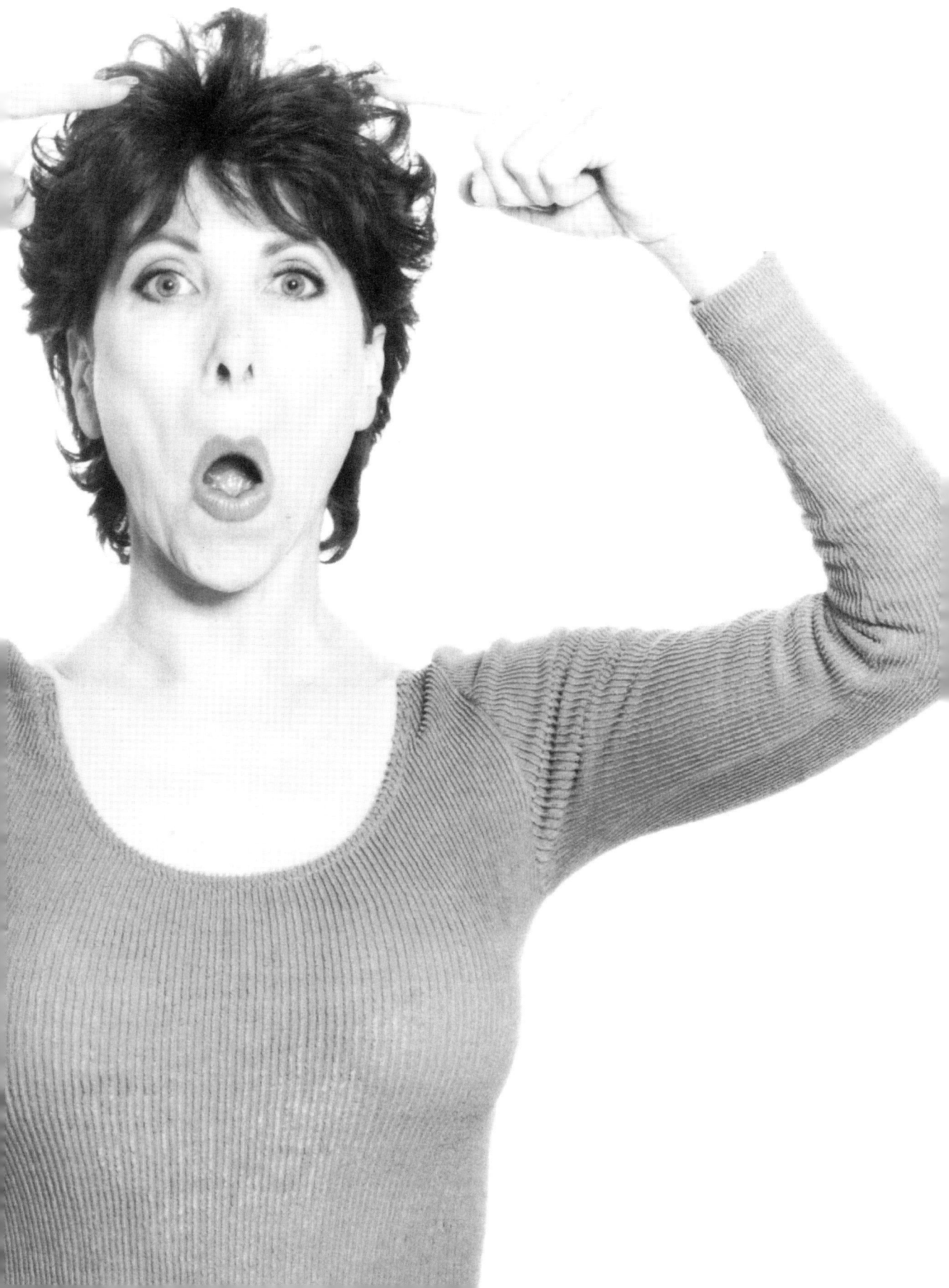

Dankesbriefe

Liebe Carole,
Mit jedem Tag sieht mein Gesicht besser aus! Nach nur *zwei Wochen* fragte mich ein Freund, was ich damit mache. Nochmals vielen Dank für Ihre Anregung und Hilfe!

Ihre

Kay MacCauley
London

Liebe Carole,
Ich schreibe Ihnen diesen Brief an meinem 50. Geburtstag, weil ich Ihnen meine Freude mitteilen möchte, die mir **Natürliches Facelifting**, dieses große Geschenk, schon bereitet hat. Es ist zwar erst vier Wochen her, dass ich mit meinem Kurs bei Ihnen fertig bin, aber mein Mann und meine Familie sind vom Ergebnis begeistert. Mein Mann meint, er hätte sein Geld noch nie so gut in einem Geschenk angelegt. Ich fühle mich großartig und alle meine Freunde finden, dass ich um Jahre jünger aussehe. Das Beste dabei ist, dass man keinen Arzt braucht, kein Schneiden und kein monatelanges Warten, bis sich das Gesicht beruhigt hat. Ich hatte fast unmittelbar danach schon ein sichtbares Ergebnis. Danke für mein neues Ich!

Mit den herzlichsten Grüßen

Jane Miller
Scottsdale, Arizona, USA

Liebe Carole,
Als ich mich zu Ihrem Gesichtsgymnastikkurs anmeldete, war ich noch skeptisch. Nun bin ich seit zwölf Tagen dabei und wurde von mindestens sechs Freundinnen und Kundinnen gefragt, was ich für mein Gesicht täte, da ich so gut aussähe. Ich habe jetzt richtige Wangen, vollere Lippen und ein breiteres Gesicht, was ich bei meinem Aussehen immer für unmöglich gehalten hatte. Ich habe auch ein Problem mit dem Zähneknirschen und jetzt merke ich, wie der Druck und die Spannung durch die Kiefernübungen nachgelassen haben. Ihr Programm ist unglaublich und ich kann Ihnen gar nicht genug danken! Es hat mir wirklich ein neues Selbstbewusstsein gegeben!

Viele liebe Grüße

Joan M. Lessner
Redondo Beach, Kalifornien, USA

Liebe Carole,
Nach einer Augenoperation vor mehreren Jahren arbeitete ich mit Ihnen und Ihrer Gesichtsgymnastik und war angenehm überrascht, dass meine Augen offener und mein Gesicht viel kräftiger wurden. Hätte ich schon vor meiner Operation gewußt, was Ihre Übungen bei mir bewirken würden, hätte ich mich niemals operieren lassen. Ich habe an Selbstvertrauen gewonnen und bin mit meinem Aussehen sehr zufrieden.

Viele Grüße

Jan Fuson,
Redondo Beach, Kalifornien, USA

DANKESBRIEFE

Dank Carole Maggio und ihrer **Gesichtsgymnastik** fühle ich mich wie eine neue Frau!

Diese **Gesichtsgymnastik** ist absolut fantastisch! Ich genieße das Einzeltraining mit Carole. Sie hat mir Zugang zu einer neuen Welt von weitreichenden Gesichtsübungen verschafft, die nun zu meinem festen Alltag gehören. In nur 20 Minuten fühle ich mich, egal ob ich zu Hause oder im Auto übe, erfrischt und gestärkt und ich weiß, dass ich durch die Ergebnisse belohnt werde.

Vor einem Monat fing ich an zu üben, und seitdem bekam ich schon viele, sehr viele wundervolle Komplimente wegen meines Aussehens. Kürzlich traf ich Freunde, die ich länger nicht gesehen hatte, bei einer Versammlung wieder, und sie sagten, wie großartig »anders« ich aussähe. Das »andere« Aussehen kommt von meiner Gesichtsgymnastik.

Als ich mit Carole arbeitete, machte sie zu Beginn, in der Mitte und zum Schluß der Übungsstunden ein Foto von mir. Und was soll ich dazu sagen? Die Fotos allein sagten schon alles! Bemerkenswerte Veränderungen waren auf meinem Gesicht zu sehen und das schon nach fünf Tagen!

Ich fühle mich jetzt eindeutig jünger und attraktiver. Dankeschön, Carole, und ICH LIEBE **NATÜRLICHES FACELIFTING!**

Alexa Coon
Washington DC, USA

Liebe Carole,

Ich möchte Ihnen über meine Fortschritte seit Ihrem **Gesichtsgymnastikkurs** vor etwa drei Jahren berichten. Erinnern Sie sich: Völlig verzweifelt kam ich damals zu Ihnen, nachdem offensichtlich alle Möglichkeiten erschöpft waren. Ich wollte mein heftig vernarbtes Gesicht loswerden und hatte schon drei Hautschälkuren hinter mir. Die einzige Möglichkeit, die mir noch blieb, war ein operatives Facelifting, wie mir mehrere Chirurgen gesagt hatten. Das hätte ich dann alle paar Jahre wiederholen müssen. Nun gut. Meine Erfolge mit Ihrer **Gesichtsgymnastik** gehen weit über das hinaus, was ich mir erhofft hatte.

Meine Augen, die immer halb geschlossen waren, sind jetzt weiter geöffnet und glänzen. Meine Narben sind kaum mehr zu sehen, weil ich meine Wangenpartie aufpolstern konnte. Meine Haut sah immer blass, gelblich und leblos aus. Nun ist sie rosa und strahlend. Mein Mann ist Arzt und war dem Kurs gegenüber skeptisch. Doch die Ergebnisse verblüfften ihn, und er hat mich ermutigt, auch anderen davon zu erzählen.

Viele Grüße

Laurie Ellen McGarry
Carmel, Kalifornien, USA

NATÜRLICHES FACELIFTING

Liebe Carole,
Von meiner Mutter habe ich gelernt, dass es sich gehört, Dankesbriefe zu schreiben, doch dies ist der erste, den ich je für »Dienstleistungen« geschrieben habe und er wird bestimmt der aufrichtigste von allen bleiben.

Vielleicht erinnern Sie sich, dass ich Ihrer Gesichtsgymnastik gegenüber zuerst sehr skeptisch war, als ich den Artikel in »Longevity« las und Sie mit tausend Fragen bombardierte. Doch ich musste unbedingt Hilfe bekommen und hatte Angst vor einer Operation, ganz zu schweigen von den Kosten, die meine finanziellen Verhältnisse weit übersteigen. So unterhielt ich mich mit drei zufriedenen Klientinnen von Ihnen, die mich schließlich überzeugten, am Kurs teilzunehmen.

Ja, Carole, ich weiß, ich war eine schwierige Schülerin. Trotz all meiner Widerstände wurde mein Gesicht durch Sie deutlich verändert, oder besser gesagt, Sie verhalfen mir dazu, diese Veränderung zu schaffen, worauf ich sehr stolz bin. Was mich schließlich zu diesem Brief veranlasste, war eine Begegnung letzte Woche mit meiner früheren Zimmernachbarin aus dem College. Sie kennt mich so gut und sie könnte alles zu mir sagen, auch Abscheuliches, und sie platzte heraus: »Mein Gott, Nancy, wer hat dich geliftet? Du siehst fabelhaft aus!« Wow, war das eine Bestätigung für unsere gemeinsame Arbeit, Carole!

Vielen Dank!

Nancy Cooksey
Monterey, Kalifornien, USA

Liebe Carole,
Mir fehlen die Worte (und vielen anderen Ihrer Klientinnen bestimmt genauso), um zu beschreiben, was Ihr **Natürliches Facelifting** für mich bedeutet. DANK, DANKE UND NOCHMALS DANKE! Ihr Programm ist genial!

Vor sechs Tagen begann ich mit den Gesichtsübungen. Viele meiner Freundinnen wurden schon operativ geliftet. Zu meinem Entsetzen sehen einige so aus, als trügen sie eine enganliegende Maske. Sie sehen zwar anders aus, aber nicht besser.

Ich bin über 60 und glaubte, meine einzige Chance sei eine Gesichtsoperation. Dann hörte ich von Ihnen und kam wegen meiner Ängste zu Ihnen, nicht weil ich an Gesichtsgymnastik glaubte.

Sie sind eine bemerkenswerte Frau. Mein Gesicht sieht wieder jugendlich und frisch aus, und mein Hängekinn und mein schlaffer Hals werden langsam fester. Erst heute morgen fragten mich zwei Frauen, als ich den Gymnastikraum verließ, was ich mit meinem Gesicht gemacht hätte; auf sie wirkte ich viel jünger und strahlender.

Kaum zu glauben, dass ich noch vor sechs Tagen fast verzweifelt bin, wenn ich mein Make-up auflegte. Ich danke Gott dafür, dass es Sie, Carole Maggio, gibt. Ich werde Sie anderen empfehlen und mit den 10 000 Dollar, die ich gespart habe, weil ich mich für Sie statt für den Arzt entschieden habe, plane ich jetzt eine Reise nach London.

Ihre

Anne Bennett
Palos Verdes, Kalifornien, USA

DANKESBRIEFE

Liebe Mrs Maggio,

Sie wollten von mir wissen, ob ich Fortschritte mache nach dem Ende unserer Termine in **Natürlichem Facelifting.** Ich bin glücklich, dass ich Ihnen berichten kann, dass ich wieder Gefühl in meinem Gesicht habe, besonders auf der rechten Seite. Außerdem ist mein Gesicht nicht mehr eingefallen, so wie Sie es mir vorausgesagt hatten.

Mein Partner Paul ist auch sehr erfreut über meine Fortschritte; er stand mir bei in der langen Zeit, als mir das Schicksal mit der Bellschen Lähmung eine schwere und schmerzliche Prüfung auferlegte. Jetzt würde er gerne einen Termin mit Ihnen ausmachen.

Ich danke Ihnen für die Erfindung Ihrer heilbringenden Gesichtsgymnastik.

George TK
Chicago, Illinois, USA

Übungskalender

Hier ist ein Plan, mit dem Sie vor allem im entscheidenden ersten Monat (aber auch danach) Tagebuch über Ihre Übungen führen können. Denken Sie daran: Alle Übungen sollen zweimal täglich oder öfter, je nach Übungsziel, wiederholt werden.

1. Vergrößerung der Augen
2. Kräftigung des unteren Augenlids
3. Straffung der Stirn
4. Kräftigung der Wangen
5. Vitalisierung des Gesichts
6. Verkürzung der Nase
7. Anheben der Mundwinkel
8. Verschönerung der Lippen
9. Glättung der seitlichen Mund-Nasen-Falte
10. Kräftigung des Halses
11. Kräftigung des Kinns
12. Weiten des Gesichts
13. Ein schmaleres Gesicht
14. Straffung von Hals und Kinn

1 Alle 14 Übungen .... mal ausgeführt	**2** Alle 14 Übungen .... mal ausgeführt	**3** Alle 14 Übungen .... mal ausgeführt	**4** Alle 14 Übungen .... mal ausgeführt	**5** Alle 14 Übungen .... mal ausgeführt	**6** Alle 14 Übungen .... mal ausgeführt	**7** Alle 14 Übungen .... mal ausgeführt
8 Alle 14 Übungen .... mal ausgeführt	**9** Alle 14 Übungen .... mal ausgeführt	**10** Alle 14 Übungen .... mal ausgeführt	**11** Alle 14 Übungen .... mal ausgeführt	**12** Alle 14 Übungen .... mal ausgeführt	**13** Alle 14 Übungen .... mal ausgeführt	**14** Alle 14 Übungen .... mal ausgeführt
15 Alle 14 Übungen .... mal ausgeführt	**16** Alle 14 Übungen .... mal ausgeführt	**17** Alle 14 Übungen .... mal ausgeführt	**18** Alle 14 Übungen .... mal ausgeführt	**19** Alle 14 Übungen .... mal ausgeführt	**20** Alle 14 Übungen .... mal ausgeführt	**21** Alle 14 Übungen .... mal ausgeführt
22 Alle 14 Übungen .... mal ausgeführt	**23** Alle 14 Übungen .... mal ausgeführt	**24** Alle 14 Übungen .... mal ausgeführt	**25** Alle 14 Übungen .... mal ausgeführt	**26** Alle 14 Übungen .... mal ausgeführt	**27** Alle 14 Übungen .... mal ausgeführt	**28** Alle 14 Übungen .... mal ausgeführt
29 Alle 14 Übungen .... mal ausgeführt	**30** Alle 14 Übungen .... mal ausgeführt	**31** Alle 14 Übungen .... mal ausgeführt				

Carole Maggio

Über die Autorin

Carole Maggio ist eine Hautpflegeexpertin,
die seit elf Jahren *Natürliches Facelifting (Facercise ®)*
in den USA, Europa, dem Nahen Osten und Japan
unterrichtet. Sie leitete Beautyseminare an der Universität von
London, unterrichtete in einem der berühmtesten
Kosmetiksalons von Tokio und hielt Vorträge auf Kongressen
und in Fachkreisen überall auf der Welt.
Sie lebt in Redondo Beach in Kalifornien.